Ejercicios sencillos para la ciática y tratamiento casero

Rutina completa de ejercicios ilustrados para aliviar la ciática con ejercicios de bajo impacto y métodos naturales efectivos para una vida sin dolor

ALEXA GRAHAMS

TABLA DE CONTENIDO

INTRODUCCIÓN

El simple hecho de oír la palabra ciática puede provocar una sensación de incomodidad y temor en quienes han experimentado sus efectos debilitantes. Esta afección, caracterizada por un dolor que se irradia a lo largo del trayecto del nervio ciático, afecta a millones de personas en todo el mundo, alterando las actividades diarias y disminuyendo la calidad de vida. Ya sea un dolor agudo y punzante, un dolor sordo y persistente o una sensación de hormigueo incómoda, la ciática puede hacer que hasta las tareas más sencillas parezcan insuperables.

Pero hay esperanza. Este libro es una guía para comprender, controlar y, en última instancia, superar la ciática mediante una combinación de ejercicios específicos y tratamientos caseros eficaces. No tiene por qué vivir con un dolor constante ni depender únicamente de medicamentos. Con el conocimiento y las herramientas adecuadas, puede tomar el control de su salud y recuperar su vida.

En las páginas siguientes, exploraremos la ciencia detrás de la ciática, ayudándote a entender sus causas, síntomas y el impacto que tiene en tu cuerpo. El conocimiento es poder, y al comprender los mecanismos de la ciática, estarás mejor preparado para enfrentarla de frente. Desmitificaremos conceptos erróneos comunes y te brindaremos información clara y precisa en la que puedes confiar.

La piedra angular de este libro es un programa de ejercicios integral diseñado específicamente para quienes padecen ciática. El ejercicio desempeña un papel crucial en el manejo y alivio del dolor de ciática. No solo fortalece los músculos que sostienen la columna vertebral, sino que también mejora la flexibilidad, reduce la inflamación y mejora la salud física general. Encontrará instrucciones e ilustraciones detalladas para cada ejercicio, lo que garantiza que pueda realizarlos de manera segura y eficaz en la comodidad de su hogar. Desde estiramientos suaves hasta rutinas de fortalecimiento más avanzadas, estos ejercicios están diseñados para satisfacer sus necesidades y habilidades, lo que lo ayudará a progresar a su propio ritmo.

Aprenda sobre los beneficios de la terapia de calor y frío, descubra cómo se pueden usar de manera eficaz los analgésicos de venta libre y explore técnicas y herramientas de masaje que pueden aliviar la tensión y mejorar la circulación. También lo guiaremos para crear un entorno adecuado para la ciática en el hogar, con consejos sobre ajustes ergonómicos y cambios en el estilo de vida que pueden prevenir futuros brotes.

Este viaje para superar la ciática no consiste únicamente en eliminar el dolor, sino en recuperar el control de su vida, mejorar sus capacidades físicas y su bienestar general.

Emprendamos este viaje juntos y, paso a paso, trabajemos para lograr una vida más saludable y sin dolor.

COMPRENDIENDO LA CIÁTICA
(CAUSAS Y SÍNTOMAS)

La ciática es más que un simple dolor de espalda: es una afección que afecta al nervio más grande del cuerpo, el nervio ciático. Este nervio va desde la parte baja de la espalda, pasa por los glúteos y baja por cada pierna, por lo que su influencia en nuestro cuerpo es generalizada y profunda. Comprender las causas y los síntomas de la ciática es el primer paso para controlar y superar esta difícil afección.

¿Qué es la ciática?

La ciática es un dolor que se irradia a lo largo del trayecto del nervio ciático. Por lo general, afecta solo un lado del cuerpo y puede variar desde un dolor leve hasta una incomodidad intensa y debilitante. El dolor puede extenderse desde la parte baja de la espalda, pasando por la cadera y bajando por la parte posterior de la pierna. A veces, el dolor está acompañado de entumecimiento, hormigueo o debilidad muscular en la pierna o el pie afectados.

Causas comunes de la ciática

Discos herniados o abultados

Una de las causas más comunes de la ciática es una hernia o protrusión de un disco en la columna vertebral. Cuando un disco en la zona lumbar se hernia, puede presionar el nervio ciático, lo que provoca dolor y malestar.

Estenosis espinal

Esta afección implica el estrechamiento del canal espinal, que puede comprimir los nervios, incluido el nervio ciático. La estenosis espinal suele ser consecuencia de cambios en la columna relacionados con la edad.

Enfermedad degenerativa del disco

A medida que los discos se desgastan naturalmente con el tiempo, pueden perder su capacidad de amortiguación. Esta degeneración puede provocar compresión de los nervios y ciática.

Espondilolistesis

Esto ocurre cuando una vértebra se desplaza hacia adelante sobre otra. Esta desalineación puede comprimir el nervio ciático.

Síndrome del piriforme

El músculo piriforme, ubicado en lo profundo de los glúteos, a veces puede irritar o comprimir el nervio ciático, provocando ciática.

Lesiones

Los traumatismos o lesiones en la zona lumbar o los glúteos pueden dañar el nervio ciático o sus estructuras circundantes, causando ciática.

Tumores

En casos raros, los tumores en la columna pueden presionar el nervio ciático, provocando síntomas.

Reconociendo los síntomas

Comprender los síntomas de la ciática es fundamental para el diagnóstico y el tratamiento tempranos. Estos son los síntomas clave a los que hay que prestar atención:

Dolor

El síntoma característico de la ciática es un dolor que se irradia desde la parte baja de la espalda hasta la pierna. Este dolor puede variar en intensidad, desde un dolor leve hasta una sensación de ardor agudo. Suele empeorar al estar sentado, de pie o en movimiento durante períodos prolongados.

Entumecimiento y hormigueo

Es posible que experimente entumecimiento o una sensación de hormigueo en la pierna o el pie afectados, lo que puede dificultarle caminar y realizar otras actividades.

Debilidad

La ciática puede causar debilidad muscular en la pierna o el pie, dificultando levantar el pie o doblar la rodilla.

Pérdida de reflejos
En algunos casos, es posible que notes una disminución en tus reflejos, como el reflejo rotuliano.

Disfunción intestinal o vesical Los casos graves de ciática, en particular los que implican una compresión nerviosa importante, pueden provocar incontinencia intestinal o vesical. Esto requiere atención médica inmediata.

El impacto de la ciática

La ciática puede afectar significativamente su vida diaria, haciendo que las actividades rutinarias sean difíciles y dolorosas. Tareas simples como caminar, agacharse o incluso sentarse pueden convertirse en fuentes de incomodidad. El dolor crónico también puede afectar su salud mental, lo que genera sentimientos de frustración, ansiedad y depresión.

Sin embargo, comprender las causas y los síntomas de la ciática le permitirá tomar medidas proactivas para controlar y aliviar el dolor. Con el conocimiento y las herramientas adecuadas, puede reducir el impacto de la ciática en su vida y trabajar para lograr un futuro sin dolor.

LA IMPORTANCIA DEL EJERCICIO EN EL TRATAMIENTO DE LA CIÁTICA

El dolor de ciática puede ser debilitante, alterar la vida diaria y dificultar la capacidad de realizar incluso las tareas más simples. Si bien puede parecer contradictorio, una de las formas más efectivas de combatir este dolor es mediante el ejercicio. Lejos de exacerbar el problema, los ejercicios adecuados pueden aliviar significativamente los síntomas y mejorar la calidad de vida en general. Comprender el papel crucial del ejercicio en el tratamiento de la ciática es la clave para abrirse camino hacia un futuro sin dolor crónico.

El ejercicio es un remedio natural y poderoso para la ciática que va más allá del alivio temporal del dolor. A diferencia de los medicamentos que suelen enmascarar los síntomas, el ejercicio aborda las causas profundas de la ciática y ofrece beneficios a

largo plazo. La actividad física regular
fortalece los músculos que sostienen la
columna vertebral, mejora la flexibilidad y
promueve una mejor postura, todo lo cual es
esencial para reducir la presión sobre el
nervio ciático.

Un core fuerte es la base de una espalda
sana. Los músculos del core, incluidos los
abdominales, los oblicuos y los músculos
lumbares, brindan un soporte crucial a la
columna vertebral. La debilidad en estos
músculos puede provocar una mala postura
y un aumento de la presión sobre el nervio
ciático. Al realizar ejercicios de
fortalecimiento del core, puede desarrollar
un sistema de soporte sólido para su
columna vertebral, lo que reduce la
probabilidad de sufrir dolor ciático.

Los músculos tensos, en particular en la
zona lumbar, las caderas y las piernas,
pueden contribuir a la compresión del nervio
ciático. Los ejercicios de estiramiento se
dirigen específicamente a estas zonas, lo que

ayuda a aliviar la tensión y a mejorar la flexibilidad. Una mayor flexibilidad no solo reduce el dolor actual, sino que también ayuda a prevenir futuros brotes al garantizar que los músculos y las articulaciones se muevan con más libertad y con menos tensión.

El ejercicio regular mejora el flujo sanguíneo en todo el cuerpo, incluido el nervio ciático y las zonas circundantes. Una mejor circulación promueve la curación al llevar nutrientes esenciales y oxígeno a los tejidos dañados. También ayuda a reducir la inflamación, un factor común que contribuye al dolor ciático. Los ejercicios aeróbicos, como caminar, nadar o andar en bicicleta, son especialmente eficaces para mejorar la circulación y la salud cardiovascular en general.

Una mala postura puede exacerbar los síntomas de la ciática al generar una tensión adicional en la columna y el nervio ciático. Los programas de ejercicios que se centran en la corrección de la postura le enseñan a alinear el cuerpo correctamente, lo que reduce la tensión innecesaria. Las actividades como el yoga y el pilates son especialmente beneficiosas, ya que enfatizan la conciencia corporal y la alineación adecuada, lo que le ayuda a desarrollar hábitos que favorezcan una columna vertebral saludable.

El dolor crónico puede afectar el bienestar mental y emocional, y provocar frustración, ansiedad y depresión. El ejercicio es un poderoso antídoto contra estos efectos negativos. La actividad física libera endorfinas, los analgésicos naturales del cuerpo, que pueden mejorar el estado de ánimo y reducir la percepción del dolor. El ejercicio regular también proporciona una sensación de logro y empoderamiento, lo que ayuda a recuperar el control sobre el cuerpo y la vida.

La clave para controlar eficazmente la ciática mediante el ejercicio es la constancia.

Es importante encontrar una rutina que te guste y que puedas mantener a largo plazo. Comienza con ejercicios suaves y aumenta gradualmente la intensidad a medida que tu fuerza y flexibilidad mejoren. Recuerda que el objetivo no es soportar el dolor, sino realizar actividades que fomenten la curación y el bienestar.

Incorporar una combinación equilibrada de ejercicios de fortalecimiento, estiramiento y aeróbicos a su rutina diaria puede marcar una gran diferencia en el tratamiento de la ciática. Al comprometerse con un régimen de ejercicios regular, está invirtiendo en su salud y tomando medidas proactivas para lograr un futuro sin dolor.

Capítulo 1

DEFINICIÓN DE CIÁTICA

La ciática es un término que suele evocar imágenes de dolor agudo y punzante y malestar que se irradia desde la zona lumbar hasta la pierna. Si bien se trata de una descripción común, la ciática es una afección compleja que abarca mucho más. Para controlar y tratar eficazmente la ciática, es esencial comprender qué es realmente, cómo se desarrolla y los mecanismos específicos que causan este dolor a menudo debilitante.

La ciática no es un diagnóstico médico en sí misma, sino más bien un síntoma de una afección médica subyacente. Se refiere al dolor que se origina en la zona lumbar y se irradia a lo largo del trayecto del nervio ciático, que se extiende desde la zona lumbar a través de las caderas y los glúteos y baja por cada pierna. Este nervio es el más largo y grande del cuerpo humano, responsable de controlar los músculos de la parte posterior de la rodilla y la parte inferior de la pierna y de proporcionar sensibilidad a la parte posterior del muslo, parte de la parte inferior de la pierna y la planta del pie.

La vía del nervio ciático

El nervio ciático comienza como un conjunto de raíces nerviosas en la parte inferior de la columna vertebral. Estas raíces salen de la columna vertebral y se combinan para formar el nervio ciático. A medida que recorre el cuerpo, el nervio ciático se ramifica en nervios más pequeños, que proporcionan funciones motoras y sensoriales a las extremidades inferiores. Cualquier irritación o compresión a lo largo de esta vía puede provocar los síntomas comúnmente asociados con la ciática.

Diagnóstico de la ciática

El diagnóstico preciso de la ciática implica una historia clínica completa y un examen físico. Se pueden utilizar pruebas de diagnóstico por imagen, como resonancias magnéticas o tomografías computarizadas, para identificar la causa subyacente de la compresión del nervio. Una vez que se determina la causa, se puede desarrollar un plan de tratamiento específico.

Comprender en profundidad la ciática es el primer paso hacia un tratamiento y un alivio eficaces. Si reconoce las vías, las causas y los síntomas de esta afección, podrá encaminarse mejor hacia la recuperación y el bienestar a largo plazo. En las siguientes secciones, exploraremos ejercicios y tratamientos específicos diseñados para aliviar la ciática y mejorar su calidad de vida.

LA CIENCIA DETRÁS DEL DOLOR DE LA CIÁTICA

El dolor ciático puede ser sumamente debilitante y afectar las actividades diarias y la calidad de vida en general. Para controlar y tratar eficazmente esta afección, es esencial comprender los mecanismos científicos subyacentes que causan el dolor ciático. Al profundizar en la anatomía del nervio ciático y los procesos fisiológicos involucrados, podemos obtener información valiosa sobre la naturaleza de esta afección compleja.

Anatomía del nervio ciático

El nervio ciático es el nervio más grande y largo del cuerpo humano. Se origina en la parte inferior de la columna vertebral y se extiende hasta los pies. Está compuesto por raíces nerviosas que emergen de la columna lumbar y sacra (L4 a S3). Estas raíces convergen para formar el nervio ciático, que

luego recorre la pelvis, baja por la parte
posterior del muslo y se ramifica en nervios
más pequeños que se extienden hacia la
parte inferior de la pierna y el pie.

Compresión nerviosa e inflamación

El dolor de ciática suele aparecer cuando el
nervio ciático se comprime o irrita. Esto
puede ocurrir por diversas razones, como
hernias discales, estenosis espinal o
espolones óseos. Cuando un disco espinal se
hernia, por ejemplo, el núcleo gelatinoso
interno sobresale a través de la capa externa
y presiona contra las raíces nerviosas, lo que
provoca inflamación y dolor.

La respuesta inflamatoria del cuerpo a la
compresión nerviosa desempeña un papel
importante en el dolor de ciática. La
inflamación provoca la liberación de
mediadores químicos como prostaglandinas
y citocinas, que aumentan la sensibilidad al
dolor y contribuyen a los síntomas
característicos de la ciática.

Dolor neurogénico y referido

El dolor ciático se clasifica como dolor neurogénico, que es el dolor causado por daño o irritación de los nervios. A diferencia del dolor nociceptivo, que es el resultado de una lesión tisular, el dolor neurogénico está asociado con el propio sistema nervioso. Este tipo de dolor puede ser agudo, ardiente o similar a una descarga eléctrica, y a menudo se irradia a lo largo del trayecto del nervio afectado.

Además del dolor neurogénico, la ciática también puede provocar dolor referido. El dolor referido se produce cuando el dolor se percibe en una zona alejada del lugar real de la lesión o irritación. Por ejemplo, la compresión de las raíces del nervio ciático en la zona lumbar puede provocar dolor que se irradia hacia la pierna, aunque esta no esté lesionada.

El papel del desequilibrio y la tensión muscular

Los desequilibrios musculares y la tensión pueden exacerbar los síntomas de la ciática. Los músculos tensos o con espasmos, como el músculo piriforme de los glúteos, pueden comprimir el nervio ciático y provocar dolor. Esta afección, conocida como síndrome del piriforme, pone de relieve la interconexión de los sistemas muscular y nervioso en el desarrollo de la ciática.

Los desequilibrios musculares también pueden contribuir a una mala postura y alineación de la columna vertebral, lo que aumenta el riesgo de compresión nerviosa. Por ejemplo, unos músculos centrales débiles pueden provocar una curvatura lumbar excesiva, lo que ejerce una tensión adicional sobre la columna vertebral inferior y el nervio ciático.

Entendiendo la ciática crónica

La ciática crónica, definida como un dolor ciático que persiste durante más de tres meses, suele implicar cambios fisiológicos complejos. La compresión y la inflamación prolongadas de los nervios pueden provocar cambios en el sistema nervioso central, como una mayor sensibilidad al dolor y una percepción alterada del dolor. Estos cambios pueden hacer que la ciática crónica sea más difícil de tratar y puede requerir un enfoque multifacético para su manejo.

Diagnóstico por imágenes y evaluación

El diagnóstico preciso de la ciática implica una combinación de evaluación clínica y diagnóstico por imágenes. Los exámenes físicos, que incluyen pruebas de fuerza muscular, reflejos y respuesta al dolor, ayudan a identificar las raíces nerviosas afectadas. Las técnicas de diagnóstico por imágenes, como la resonancia magnética (IRM) y la tomografía computarizada (TC), brindan vistas detalladas de la columna

vertebral y pueden señalar la ubicación
exacta y la causa de la compresión nerviosa.

Comprender la ciencia que se esconde detrás
del dolor de ciática es fundamental para
desarrollar estrategias de tratamiento
eficaces. Al abordar las causas y los
mecanismos subyacentes de la compresión y
la inflamación de los nervios, podemos
adaptar las intervenciones para reducir el
dolor, mejorar la función y prevenir la
recurrencia.

CÓMO AFECTA LA CIÁTICA A SU CUERPO

La ciática puede afectar significativamente el cuerpo, afectando a varios sistemas y provocando una variedad de síntomas. Comprender cómo afecta la ciática al cuerpo ayuda a apreciar la amplitud de su impacto y subraya la importancia de una intervención oportuna y un tratamiento integral.

Dolor y cambios sensoriales
El nervio ciático, el nervio más largo del cuerpo, es responsable de gran parte de la función sensorial y motora de las extremidades inferiores. Cuando este nervio se comprime o irrita, puede provocar un dolor intenso que se irradia desde la zona lumbar hacia abajo, pasando por los glúteos y la pierna. Este dolor puede variar desde un dolor leve hasta una sensación de ardor agudo, y suele ir acompañado de entumecimiento, hormigueo o una sensación de "hormigueo".

Debilidad muscular

La ciática puede provocar debilidad muscular en la pierna afectada. Esto ocurre porque la compresión del nervio interrumpe las señales que van del cerebro a los músculos, lo que afecta su capacidad para funcionar correctamente. Por lo general, esta debilidad se nota en la pantorrilla, el muslo o el pie, lo que puede dificultar caminar, estar de pie o incluso sentarse durante períodos prolongados.

EL SISTEMA MUSCULOESQUELÉTICO

Cambios posturales

La ciática puede provocar cambios en la postura a medida que el cuerpo intenta reducir el dolor. Es posible que adoptes una postura o un modo de andar extraños o poco naturales para evitar que el dolor se agrave. Con el tiempo, estos movimientos compensatorios pueden provocar una tensión adicional en los músculos y las articulaciones, lo que puede provocar más problemas musculoesqueléticos.

Desequilibrio y tensión muscular

El dolor ciático persistente puede provocar que ciertos músculos se tensen y trabajen en exceso mientras que otros se debilitan. Este desequilibrio puede provocar afecciones como el síndrome piriforme, en el que el músculo piriforme de los glúteos comprime el nervio ciático, lo que aumenta el dolor y el malestar. La tensión y el desequilibrio crónicos también pueden contribuir a una mala postura y a problemas de alineación de la columna.

EL SISTEMA CIRCULATORIO

Circulación reducida

El dolor crónico y la movilidad reducida a causa de la ciática pueden provocar una disminución del flujo sanguíneo en las zonas afectadas. Esta circulación reducida puede retrasar el proceso de curación y contribuir a la atrofia muscular. En casos graves, la inactividad prolongada puede aumentar el riesgo de formación de coágulos sanguíneos en las piernas, una afección conocida como trombosis venosa profunda (TVP).

EL IMPACTO PSICOLÓGICO

Salud mental y emocional

Vivir con ciática crónica puede afectar su bienestar mental y emocional. El dolor persistente puede provocar frustración, ansiedad y depresión. Las limitaciones que impone la ciática pueden dificultar la realización de actividades y pasatiempos cotidianos, lo que genera sentimientos de aislamiento e impotencia.

Alteración del sueño

El dolor de ciática puede interferir con su capacidad para dormir bien por la noche. Las alteraciones del sueño pueden exacerbar la percepción del dolor y contribuir a un ciclo de dolor crónico y falta de sueño. La falta de sueño también afecta negativamente su estado de ánimo, su función cognitiva y su salud en general.

VIDA DIARIA Y LIMITACIONES FUNCIONALES

Restricciones de movilidad y actividad
La ciática puede limitar significativamente su movilidad. Actividades simples como caminar, agacharse o levantar objetos pueden volverse dolorosas y difíciles. Esta restricción puede afectar su capacidad para realizar tareas diarias, lo que repercute en su trabajo, su vida familiar y sus interacciones sociales.

Calidad de vida reducida
La combinación de dolor, restricciones de movilidad e impactos psicológicos puede reducir significativamente su calidad de vida en general. Actividades que antes disfrutaba pueden volverse pesadas o imposibles de realizar, lo que genera una sensación de pérdida y una menor satisfacción con la vida.

CONSECUENCIAS A LARGO PLAZO

Dolor crónico

Si no se trata, la ciática puede provocar dolor crónico, en el que el sistema nervioso se vuelve hipersensible y el dolor persiste incluso después de que se resuelva la causa inicial. El dolor crónico puede ser más difícil de tratar y puede requerir un enfoque multidisciplinario.

Lesiones compensatorias

Los movimientos y posturas modificados que se adoptan para evitar el dolor ciático pueden provocar lesiones compensatorias en otras partes del cuerpo. Por ejemplo, cojear para evitar el dolor en una pierna puede generar tensión adicional en la otra pierna, las caderas o la zona lumbar, lo que puede causar nuevos problemas.

EL PAPEL DEL NERVIO CIÁTICO

El nervio ciático desempeña un papel crucial en el funcionamiento de la parte inferior del cuerpo. Como es el nervio más grande y más largo del cuerpo humano, es esencial tanto para las funciones sensoriales como motoras. Comprender su anatomía y las funciones específicas que desempeña proporciona información valiosa sobre por qué los problemas que afectan a este nervio pueden causar molestias y deterioro tan significativos.

El nervio ciático se origina en los plexos lumbar y sacro, que son redes de nervios ubicados en la zona lumbar. En concreto, está formado por las raíces nerviosas que emergen de la cuarta y quinta vértebras lumbares (L4 y L5) y de las tres primeras vértebras sacras (S1, S2 y S3). Estas raíces nerviosas convergen para formar un único nervio que sale de la pelvis a través de una abertura llamada agujero ciático mayor.

Desde allí, el nervio ciático desciende por la parte posterior del muslo y pasa por debajo del músculo piriforme en la nalga. En la mayoría de las personas, continúa por la pierna y se ramifica en dos nervios principales justo por encima de la rodilla: el nervio tibial y el nervio peroneo común (peroneo). Estas ramas se extienden hasta los pies, inervando los músculos y proporcionando sensibilidad a varias regiones de la parte inferior de la pierna y el pie.

El nervio ciático es el encargado de transmitir la información sensorial desde las extremidades inferiores hasta el cerebro. Esto incluye sensaciones como el tacto, la temperatura y el dolor. En concreto, inerva la piel de la parte inferior de la pierna y del pie, lo que permite percibir sensaciones en estas zonas.

Cuando el nervio ciático funciona correctamente, permite detectar cambios en el entorno, como pisar un objeto afilado o sentir el calor del sol en los pies. Sin embargo, cuando el nervio está comprimido o dañado, estas sensaciones pueden distorsionarse y provocar síntomas como entumecimiento, hormigueo o dolor agudo y punzante a lo largo del recorrido del nervio.

Proporciona las señales neuronales necesarias para el movimiento muscular de la parte inferior del cuerpo. El nervio ciático inerva varios músculos clave, entre ellos:

Músculos isquiotibiales
Ubicados en la parte posterior del muslo, estos músculos son esenciales para doblar la rodilla y extender la cadera.

Músculo aductor mayor
Este músculo ayuda a juntar los muslos. Músculos de la parte inferior de la pierna y del pie

Las ramas tibial y peronea común del nervio
ciático controlan movimientos como la
flexión plantar (apuntar los dedos de los
pies), la dorsiflexión (levantar los dedos de
los pies) y los movimientos de los propios
dedos.

El funcionamiento adecuado de estos
músculos es fundamental para caminar,
correr, permanecer de pie y mantener el
equilibrio. El daño o la compresión del
nervio ciático pueden afectar estas funciones
motoras, lo que provoca debilidad, dificultad
de movimiento y una capacidad reducida
para realizar las actividades diarias.

El nervio ciático también participa en los
actos reflejos, que son respuestas
automáticas a estímulos que no requieren un
pensamiento consciente. Por ejemplo, el
reflejo rotuliano (reacción rotuliana) y el
reflejo aquíleo (reacción torácica) están
mediados por las vías nerviosas que
involucran al nervio ciático. Estos reflejos
ayudan a mantener la postura y protegen al

cuerpo de lesiones al provocar contracciones musculares inmediatas en respuesta a cambios repentinos de posición o fuerza.

Cuando el nervio ciático se comprime, irrita o daña, puede provocar una afección conocida comúnmente como ciática. Los síntomas de la ciática pueden variar desde una leve molestia hasta un dolor intenso e incluyen:

Dolor
Generalmente se irradia desde la parte baja de la espalda hacia abajo, a través de los glúteos, hasta la pierna.
Entumecimiento y hormigueo
A menudo se experimenta en la pierna o el pie afectado.
Dificultad para realizar movimientos como levantar el pie o doblar la rodilla.
Reflejos rotuliano o aquilegio reducidos.

El nervio ciático es fundamental para las funciones sensoriales y motoras de la parte inferior del cuerpo. Su función de transmitir

información sensorial, controlar los
movimientos musculares y mediar los
reflejos subraya su importancia para
mantener la movilidad y el bienestar
general. Comprender la anatomía y las
funciones del nervio ciático puede ayudarle
a comprender por qué la ciática puede ser
tan debilitante y por qué un tratamiento y
una gestión eficaces son esenciales para
restablecer la función normal y reducir el
dolor.

CONCEPTOS ERRÓNEOS COMUNES SOBRE LA CIÁTICA

La ciática es una enfermedad muy común que afecta a muchas personas en todo el mundo, pero que suele ser malinterpretada. Estos conceptos erróneos pueden dar lugar a tratamientos ineficaces, preocupaciones innecesarias y falta de atención adecuada. En este artículo, abordamos y desmentimos algunos de los conceptos erróneos más comunes sobre la ciática para ofrecer una comprensión más clara de la enfermedad y su tratamiento.

CONCEPTO ERRÓNEO 1 : LA CIÁTICA ES UN DIAGNÓSTICO

Realidad: La ciática es un síntoma, no un diagnóstico. Describe el dolor que se irradia a lo largo del trayecto del nervio ciático, pero no especifica la causa subyacente. El término abarca diversas afecciones, como hernias discales, estenosis espinal o síndrome del piriforme, que pueden

comprimir o irritar el nervio ciático. El
diagnóstico y el tratamiento adecuados
requieren identificar la causa específica del
dolor ciático.

CONCEPTO ERRÓNEO 2 : LA CIÁTICA SÓLO AFECTA LA ESPALDA INFERIOR

Realidad: Si bien la ciática se origina en la
zona lumbar, sus efectos se extienden mucho
más allá de esta región. El nervio ciático
recorre los glúteos, baja por la parte
posterior del muslo y llega hasta la parte
inferior de la pierna y el pie. Los síntomas
pueden manifestarse en cualquier punto de
esta vía y, a menudo, provocan dolor,
entumecimiento u hormigueo en los glúteos,
las piernas y los pies, además de en la zona
lumbar.

ERROR 3 : EL DESCANSO EN CAMA ES EL MEJOR TRATAMIENTO

Realidad: Contrariamente a la creencia popular, el reposo prolongado en cama no es un tratamiento eficaz para la ciática. Si bien los períodos cortos de descanso pueden ayudar a aliviar el dolor agudo, la inactividad prolongada puede, en realidad, exacerbar los síntomas. Mantenerse activo con ejercicios suaves y estiramientos suele ser más beneficioso, ya que ayuda a mantener la fuerza y la flexibilidad muscular, promueve la circulación y reduce la inflamación. Siempre consulte con un proveedor de atención médica para determinar el nivel adecuado de actividad para su afección específica.

CONCEPTO ERRÓNEO 4: LA CIRUGÍA SIEMPRE ES NECESARIA

Realidad: La mayoría de los casos de ciática se pueden controlar con tratamientos conservadores, como fisioterapia, medicamentos y modificaciones del estilo de vida. La cirugía suele considerarse solo cuando estos tratamientos no brindan alivio o si hay daño significativo en los nervios o pérdida de función. Incluso en los casos en los que se recomienda la cirugía, generalmente se reserva para síntomas graves o persistentes que no responden a otros tratamientos.

ERROR 5: LA CIÁTICA SÓLO AFECTA A LOS ADULTOS MAYORES

Realidad: Si bien la ciática es más común en adultos mayores debido a la degeneración espinal relacionada con la edad, puede afectar a personas de todas las edades. Factores como la actividad física, los riesgos laborales y la predisposición genética pueden contribuir al desarrollo de la ciática en personas más jóvenes. La adopción de medidas preventivas, como mantener un peso saludable, adoptar una buena postura y hacer ejercicio con regularidad, puede ayudar a reducir el riesgo de padecer ciática independientemente de la edad.

CONCEPTO ERRÓNEO 6: EL DOLOR DE CIÁTICA SIEMPRE ES INTENSO

Realidad: La gravedad del dolor de ciática puede variar ampliamente entre las personas. Mientras que algunas personas experimentan un dolor intenso y debilitante, otras pueden tener molestias leves o síntomas intermitentes. El dolor también puede fluctuar en intensidad, a veces aliviándose con ciertas actividades o posiciones y empeorando con otras. Comprender que la ciática puede presentarse en diversas formas ayuda a reconocer la afección de manera temprana y buscar el tratamiento adecuado.

CONCEPTO ERRÓNEO 7: LA CIÁTICA DESAPARECERÁ POR SÍ SOLA

Realidad: Aunque algunos casos de ciática pueden resolverse sin intervención, no es aconsejable confiar en este resultado. Ignorar los síntomas puede provocar dolor crónico y complicaciones a largo plazo. El diagnóstico y el tratamiento tempranos son fundamentales para controlar la ciática de manera eficaz y prevenir daños mayores. Consultar a un profesional de la salud garantiza que reciba la atención y la orientación adecuadas para su afección.

CONCEPTO ERRÓNEO 8: LOS ANALGÉSICOS DE VENTA LIBRE SON SUFICIENTES

Realidad: Si bien los analgésicos de venta libre pueden brindar un alivio temporal, no abordan la causa subyacente de la ciática. Depender únicamente de medicamentos de venta libre puede enmascarar los síntomas y retrasar el tratamiento adecuado. A menudo es necesario un enfoque integral que incluya fisioterapia, ejercicios específicos y, posiblemente, medicamentos recetados u otras intervenciones para lograr un alivio y un tratamiento a largo plazo.

CONCEPTO ERRÓNEO 9: LA CIÁTICA SIEMPRE ES CAUSADA POR UNA HERNIA DE DISCO

Realidad: Si bien las hernias discales son una causa común de ciática, no son la única. Otras afecciones, como la estenosis espinal, la espondilolistesis, la enfermedad degenerativa del disco y el síndrome del piriforme, también pueden provocar la compresión del nervio ciático. El diagnóstico preciso de la causa subyacente es esencial para un tratamiento eficaz.

Capítulo 2

LOS BENEFICIOS DE LOS EJERCICIOS PARA LA CIÁTICA

El ejercicio es una piedra angular en el manejo y tratamiento de la ciática, ya que ofrece numerosos beneficios que pueden mejorar significativamente su calidad de vida. Cuando se adapta para abordar las causas subyacentes del dolor ciático, un régimen de ejercicios bien estructurado puede aliviar los síntomas, prevenir la recurrencia y mejorar la salud física general. A continuación, se presenta una descripción detallada de los beneficios del ejercicio para la ciática.

Liberación de endorfinas
El ejercicio regular estimula la liberación de endorfinas, los analgésicos naturales del cuerpo. Estas sustancias químicas

interactúan con los receptores del cerebro
para reducir la percepción del dolor, lo que
proporciona una forma natural y eficaz de
controlar las molestias causadas por la
ciática.

Flujo sanguíneo mejorado

El ejercicio mejora la circulación sanguínea,
lo que ayuda a reducir la inflamación y la
hinchazón alrededor del nervio ciático. La
mejora del flujo sanguíneo también favorece
el suministro de nutrientes y oxígeno a la
zona afectada, lo que facilita el proceso de
curación.

Estiramiento de músculos tensos

La ciática suele provocar rigidez y espasmos
musculares, especialmente en la zona
lumbar, las caderas y las piernas. Los
ejercicios de estiramiento, como los de los
isquiotibiales y el piriforme, ayudan a aliviar
esta rigidez, mejoran la flexibilidad y
reducen la presión sobre el nervio ciático.

Fortalecimiento de los músculos de apoyo

El fortalecimiento de los músculos centrales, incluidos los abdominales y la espalda baja, proporciona un mejor soporte para la columna vertebral. Esto reduce la probabilidad de compresión de los nervios y ayuda a mantener la alineación adecuada de la columna vertebral, lo que disminuye el riesgo de dolor ciático.

Corrección de desequilibrios posturales

Una mala postura puede exacerbar el dolor ciático al ejercer una tensión adicional sobre la zona lumbar y el nervio ciático. Los programas de ejercicios centrados en la corrección de la postura pueden ayudar a alinear la columna correctamente, reduciendo la tensión y previniendo la irritación del nervio.

Mejorar la estabilidad de la columna vertebral

Los ejercicios que fortalecen los músculos que rodean la columna mejoran su estabilidad. Una columna estable es menos propensa a sufrir afecciones como hernias

discales o estenosis espinal, que son causas
comunes de ciática.

Reducir el exceso de peso

El exceso de peso corporal, especialmente
alrededor del abdomen, puede ejercer una
presión adicional sobre la zona lumbar y el
nervio ciático. El ejercicio regular ayuda a
controlar el peso, reduce la carga sobre la
columna y disminuye el riesgo de sufrir
dolor ciático.

Impulsando el metabolismo

La actividad física aumenta el metabolismo,
lo que ayuda a perder peso y a mantenerlo.
Un peso saludable contribuye a la salud
general de la columna vertebral y reduce la
incidencia de la ciática.

Reducir el estrés y la ansiedad

El dolor crónico, incluida la ciática, puede
provocar estrés, ansiedad y depresión. Se
sabe que el ejercicio tiene un efecto positivo
en la salud mental al reducir las hormonas
del estrés, como el cortisol, y aumentar la

producción de serotonina, lo que mejora el estado de ánimo y el bienestar general.

Mejorar la calidad del sueño

El dolor y las molestias que produce la ciática pueden interferir con el sueño, lo que genera un ciclo de fatiga y una mayor sensibilidad al dolor. El ejercicio regular promueve mejores patrones de sueño, lo que ayuda a romper este ciclo y a mejorar la capacidad para afrontar el dolor.

Mantener el equilibrio muscular

La fuerza muscular equilibrada y la flexibilidad son fundamentales para prevenir la recurrencia de la ciática. El ejercicio regular garantiza que los músculos no solo sean fuertes sino que también se desarrollen de manera uniforme, lo que reduce el riesgo de desequilibrios que pueden provocar la compresión de los nervios.

Promoción de la salud a largo plazo

Una rutina de ejercicio constante contribuye a la salud física general, reduciendo el riesgo de otras afecciones que pueden agravar la ciática, como las enfermedades cardiovasculares o la diabetes. Un cuerpo sano está mejor preparado para controlar y recuperarse de las lesiones y afecciones que provocan dolor ciático.

TIPOS DE EJERCICIOS BENEFICIOSOS

Ejercicios aeróbicos

Las actividades aeróbicas de bajo impacto, como caminar, nadar y andar en bicicleta, aumentan la frecuencia cardíaca y la circulación sin ejercer una tensión excesiva sobre la columna vertebral. Estos ejercicios mejoran el estado físico general y ayudan a controlar el peso.

Entrenamiento de fuerza

Los ejercicios de fortalecimiento que se centran en los músculos del torso, la espalda y las piernas brindan un soporte esencial para la columna vertebral. Las técnicas como Pilates o el entrenamiento con pesas, cuando se realizan correctamente, pueden desarrollar la fuerza muscular necesaria para prevenir el dolor ciático.

Flexibilidad y estiramiento

Los ejercicios de estiramiento, como el yoga
y los estiramientos específicos del nervio
ciático, mejoran la flexibilidad y alivian la
tensión muscular. Estas actividades ayudan a
mantener la elasticidad muscular y la
movilidad de las articulaciones, algo
fundamental para prevenir el dolor ciático.

Equilibrio y estabilidad
Los ejercicios que mejoran el equilibrio y la
estabilidad, como el Tai Chi, pueden mejorar
la coordinación y reducir el riesgo de caídas
o movimientos que puedan exacerbar el
dolor ciático. Estos ejercicios también
contribuyen al control neuromuscular
general.

Los beneficios del ejercicio para la ciática se
extienden más allá del simple alivio del
dolor y ofrecen mejoras en la flexibilidad, la
postura, el control del peso, la salud mental
y el bienestar físico general.

CÓMO EL EJERCICIO REDUCE EL DOLOR

El ejercicio es una herramienta poderosa para controlar el dolor, en particular en el caso de afecciones como la ciática. Puede parecer contradictorio moverse más cuando se tiene dolor, pero la actividad física regular puede aliviar significativamente el malestar. Comprender los mecanismos por los cuales el ejercicio reduce el dolor puede ayudarlo a tomar decisiones informadas sobre la incorporación de este ejercicio a su rutina.

El ejercicio desencadena la liberación de endorfinas, los analgésicos naturales del cuerpo. Estas sustancias químicas interactúan con los receptores del cerebro para reducir la percepción del dolor. Las endorfinas también promueven una sensación de bienestar y euforia, que puede ayudar a contrarrestar el desgaste emocional del dolor crónico.

Una visión cautivadora

Imagínese tener su propia farmacia interna
que produce un efecto natural y disminuye
el dolor al mismo tiempo: el ejercicio es la
clave para descubrir estos beneficios.

Flujo sanguíneo mejorado y reducción de la inflamación

La actividad física mejora la circulación,
aumentando el flujo sanguíneo a los
músculos y tejidos. Este flujo sanguíneo
mejorado proporciona oxígeno y nutrientes
que ayudan a reparar los tejidos dañados.
También ayuda a eliminar las sustancias
químicas inflamatorias que contribuyen al
dolor.

El ejercicio fortalece los músculos que
sostienen la columna vertebral, lo que
reduce la carga y el estrés en las vértebras y
los discos. Los músculos fuertes actúan
como un soporte natural, estabilizando la
columna vertebral y minimizando la
probabilidad de compresión nerviosa que
provoca dolor.

Fortalecer el centro del cuerpo es como construir una base sólida para una casa: todo es más estable y menos propenso a sufrir daños.

Los ejercicios de estiramiento y flexibilidad regulares mantienen los músculos y las articulaciones flexibles. Esto evita la rigidez y reduce el riesgo de desequilibrios musculares que pueden provocar dolor. Una mayor flexibilidad permite patrones de movimiento mejores, lo que reduce la tensión en la espalda y el nervio ciático. Imagine su cuerpo como una máquina bien engrasada: los ejercicios de flexibilidad garantizan que todas las partes se muevan con suavidad y eficiencia, reduciendo el desgaste.

Mantener un peso saludable mediante el ejercicio reduce la tensión en las articulaciones que soportan el peso y en la columna vertebral. El exceso de peso, especialmente alrededor del abdomen, puede exacerbar el dolor al aumentar la carga en la zona lumbar.

Piense en cada libra perdida como una libra menos de presión en su espalda: aligerar la carga puede hacer una diferencia significativa en los niveles de dolor.

El ejercicio promueve una mejor postura al fortalecer los músculos responsables de mantener la alineación adecuada. Una buena postura reduce la tensión en la columna y los nervios, lo que ayuda a aliviar y prevenir el dolor.

Visualice su cuerpo como una pila de bloques de construcción: mantenerlos perfectamente alineados garantiza la estabilidad y reduce el riesgo de colapso (dolor).

El dolor crónico suele provocar estrés, ansiedad y depresión. Se ha demostrado que el ejercicio reduce los niveles de estrés y mejora el estado de ánimo al aumentar la producción de neurotransmisores como la serotonina y la dopamina. Estos cambios en la química cerebral pueden ayudar a aliviar la percepción del dolor y mejorar el bienestar general.

La actividad física regular puede influir en la neuroplasticidad, es decir, en la capacidad del cerebro para reorganizarse. El ejercicio puede ayudar a reprogramar el cerebro para reducir la hipersensibilidad a las señales de dolor, lo que reduce eficazmente la percepción del dolor con el tiempo.

El ejercicio ofrece un enfoque multifacético para el manejo del dolor, aprovechando los mecanismos naturales del cuerpo para reducir el dolor y mejorar la función. Si comprende cómo el ejercicio influye en el dolor, podrá apreciar mejor la importancia de incorporar la actividad física a su rutina. Ya sea a través de la liberación de endorfinas, la mejora de la circulación, el fortalecimiento muscular o los beneficios para la salud mental, el ejercicio proporciona una solución integral para controlar y reducir el dolor. Realice una actividad física adecuada de forma regular y experimente los efectos transformadores en su cuerpo y mente.

CONSTRUYENDO UNA RUTINA DE EJERCICIO SOSTENIBLE

Crear una rutina de ejercicios sostenible es esencial para controlar la ciática y mejorar la salud general. Un plan bien diseñado debe poder mantenerse a largo plazo, equilibrando la constancia y la variedad para mantenerte motivado y libre de lesiones.

Comience con una línea base

Es fundamental conocer su nivel actual de condición física antes de comenzar cualquier rutina de ejercicios. Esta evaluación debe incluir una evaluación de su fuerza, flexibilidad, resistencia y cualquier limitación causada por la ciática. Consulte con un profesional de la salud o un fisioterapeuta para obtener una evaluación integral y recomendaciones personalizadas.

Define tus objetivos

Establezca objetivos específicos, medibles, alcanzables, relevantes y con plazos determinados (SMART). Ya sea para reducir el dolor, aumentar la flexibilidad o mejorar la condición física general, tener objetivos claros guiará su rutina de ejercicios y lo mantendrá motivado.

Metas a corto y largo plazo
Equilibre los objetivos a corto plazo (por ejemplo, hacer ejercicio tres veces por semana) con los objetivos a largo plazo (por ejemplo, no sentir dolor en seis meses). Este enfoque le garantiza que se mantendrá concentrado y hará un seguimiento eficaz de su progreso.

Ejercicios aeróbicos
Incorpore actividades aeróbicas de bajo impacto, como caminar, nadar o andar en bicicleta. Estos ejercicios mejoran la salud cardiovascular sin ejercer una tensión excesiva sobre la espalda y las articulaciones. Intente realizar al menos 150 minutos de actividad aeróbica de intensidad moderada por semana.

Entrenamiento de fuerza

Fortalezca los músculos centrales y de la espalda para brindar un mejor soporte a la columna vertebral. Incluya ejercicios como pilates, yoga o levantamiento de pesas. Concéntrese en ejercicios que se enfoquen en los músculos abdominales, lumbares y de los glúteos, ya que estos desempeñan un papel clave en la estabilización de la columna vertebral.

Flexibilidad y estiramiento

Incorpore ejercicios de estiramiento para mejorar la flexibilidad y reducir la tensión muscular. Los estiramientos regulares pueden ayudar a aliviar el dolor ciático al reducir la presión sobre el nervio ciático. Incluya ejercicios de estiramiento para los isquiotibiales, el piriforme y la espalda baja.

Equilibrio y estabilidad

Los ejercicios que mejoran el equilibrio y la estabilidad, como el Tai Chi o ejercicios específicos de estabilidad, son beneficiosos. Estos ejercicios mejoran la coordinación y previenen las caídas, que pueden agravar la ciática.

La variedad es la clave

Una rutina de ejercicios equilibrada incluye una combinación de ejercicios aeróbicos, de fuerza, de flexibilidad y de equilibrio. Esta variedad evita el aburrimiento, reduce el riesgo de lesiones por uso excesivo y garantiza un desarrollo físico integral.

La consistencia antes que la intensidad

Concéntrese en la constancia más que en la intensidad, especialmente al comenzar. Aumente gradualmente la duración y la intensidad de sus entrenamientos para evitar lesiones y desarrollar resistencia.

Preste atención al dolor

Si bien es normal que haya algunas molestias al comenzar una nueva rutina de ejercicios, un dolor agudo o intenso es una señal de advertencia. Escuche a su cuerpo y adapte sus actividades en consecuencia. Si un ejercicio le causa dolor, deténgase de

inmediato y consulte a un profesional de la
salud.

Descanso y recuperación

Incorpora días de descanso a tu rutina para
permitir que tu cuerpo se recupere. El
descanso adecuado es esencial para la
reparación muscular y la recuperación
general, lo que reduce el riesgo de lesiones y
agotamiento.

Encuentra actividades que disfrutes

Realice ejercicios y actividades que le
resulten agradables. Ya sea bailar, hacer
senderismo o unirse a una clase de gimnasia
en grupo, disfrutar de sus entrenamientos
aumenta la probabilidad de seguir con su
rutina.

Seguimiento de su progreso

Lleva un diario o utiliza una aplicación de
fitness para hacer un seguimiento de tu
progreso. Controlar las mejoras en la fuerza,
la flexibilidad y los niveles de dolor puede

ser muy motivador y brindar una sensación de logro.

Busque apoyo

Considere trabajar con un entrenador personal o unirse a un grupo de acondicionamiento físico para recibir más apoyo y responsabilidad. Tener un compañero de entrenamiento o ser parte de una comunidad puede brindar aliento y hacer que el ejercicio sea más agradable.

Reevaluar periódicamente

Reevalúa periódicamente tu nivel de condición física y tus objetivos. A medida que avances, es posible que debas hacer ajustes a tu rutina para seguir desafiando a tu cuerpo y satisfaciendo tus necesidades.

Mantente flexible

La vida puede ser impredecible y es importante mantener una rutina de ejercicios flexible. Si te saltas un entrenamiento, no te desanimes: concéntrate en retomar el ritmo lo antes posible.

CREANDO UN AMBIENTE AMIGABLE PARA LA CIÁTICA EN EL HOGAR

Para controlar la ciática de manera eficaz, no basta con realizar ejercicios y tratamientos médicos; también es necesario crear un entorno en el hogar que favorezca la salud y alivie el dolor. Un hogar apto para personas con ciática puede contribuir significativamente a reducir las molestias y prevenir los brotes.

Elija asientos que le brinden apoyo
Invierta en sillas que proporcionen un apoyo lumbar adecuado. Busque sillas con altura y respaldo regulables para garantizar que su columna mantenga una curva natural mientras está sentado. Utilice cojines o rodillos lumbares para apoyar la zona lumbar si es necesario.

Optimice su espacio de trabajo
Si trabaja desde casa, establezca una estación de trabajo ergonómica. Asegúrese de que la pantalla de su computadora esté a

la altura de los ojos para evitar forzar el cuello. Use una silla con un buen respaldo y considere un escritorio de pie para alternar entre estar sentado y de pie.

Disposiciones cómodas para dormir

Seleccione un colchón que favorezca la alineación natural de su columna vertebral. Los colchones de firmeza media suelen recomendarse para personas con dolor de espalda. Use almohadas para mantener la alineación adecuada de la columna vertebral: quienes duermen de costado pueden colocar una almohada entre las rodillas y quienes duermen boca arriba pueden colocar una debajo de las rodillas.

Minimizar agacharse y estirarse

Organice su casa de manera que minimice la necesidad de agacharse y alcanzar objetos, lo que puede agravar la ciática. Guarde los artículos que usa con frecuencia a la altura de la cintura para reducir la tensión en la espalda.

Caminos claros

Asegúrese de que los pasillos estén despejados para evitar tropiezos. Retire el desorden, asegure las alfombras sueltas y mantenga los pisos limpios para evitar caídas que podrían agravar la ciática.

Almacenamiento de fácil acceso

Organice los espacios de almacenamiento para tener los artículos esenciales a mano. Utilice estantes y contenedores extraíbles para acceder a los artículos sin tener que agacharse ni torcerse demasiado.

Baños y duchas calientes

El agua tibia puede relajar los músculos y aliviar el dolor de ciática. Considere instalar un cabezal de ducha de mano para dirigir el agua tibia a áreas específicas. Un jacuzzi o una bañera de hidromasaje también pueden ser beneficiosos si tiene espacio y recursos.

Almohadillas térmicas y bolsas de hielo

Tenga a mano compresas térmicas y bolsas de hielo para controlar el dolor y la inflamación. Aplique calor para relajar los músculos tensos y hielo para reducir la inflamación, siguiendo la regla de los 20 minutos para cada aplicación.

Área de ejercicio designada

Crea un espacio exclusivo para estirarte y hacer ejercicio. Este espacio debe estar libre de desorden y tener suficiente espacio para que puedas moverte cómodamente. Una colchoneta de yoga, bandas de resistencia y rodillos de espuma pueden ser complementos útiles.

Pisos adecuados

Considere utilizar un piso de apoyo en su área de ejercicios. Las alfombras o tapetes de goma pueden brindar amortiguación y reducir el impacto en las articulaciones durante los ejercicios.

Dieta saludable

Mantenga una dieta equilibrada rica en alimentos antiinflamatorios. Los ácidos grasos omega-3, las frutas, las verduras y los cereales integrales pueden ayudar a reducir la inflamación y favorecer la salud general.

Mantente hidratado

Una hidratación adecuada es esencial para la salud de los músculos y las articulaciones. Procura beber abundante agua durante el día para mantener tu cuerpo hidratado y funcionando de forma óptima.

Técnicas de relajación

Practique técnicas de relajación como la respiración profunda, la meditación o la relajación muscular progresiva para controlar el estrés, que puede exacerbar el dolor de ciática. Considere crear un espacio relajante en su hogar dedicado a estas prácticas.

Capítulo 3

RUTINAS DE CALENTAMIENTO SIMPLES

El calentamiento antes de realizar cualquier actividad física es fundamental, especialmente para las personas con ciática. Una rutina de calentamiento adecuada prepara los músculos y las articulaciones para el ejercicio, reduce el riesgo de lesiones y ayuda a aliviar el dolor ciático.

Inclinaciones pélvicas
Acuéstese boca arriba con las rodillas dobladas y los pies apoyados en el suelo, separados a la altura de las caderas.
Coloca los brazos a los costados.
Apriete los músculos abdominales y aplane la parte baja de la espalda contra el suelo.
Mantén esta posición durante 5 segundos.
Relájate y vuelve a la posición inicial.

Duración 2-3 minutos

Estiramiento de rodillas al pecho

Acuéstese boca arriba con las rodillas dobladas y los pies apoyados en el suelo.
Lentamente lleve una rodilla hacia el pecho, manteniendo el otro pie plano sobre el suelo.
Sujete la parte posterior del muslo o la espinilla y acerque suavemente la rodilla hacia el pecho.
Mantenga el estiramiento durante 20 a 30 segundos.
Regrese a la posición inicial y cambie de pierna.
Repita 2-3 veces en cada pierna.

Estiramiento del piriforme

Acuéstese boca arriba con ambas rodillas dobladas y los pies apoyados en el suelo.
Coloque su tobillo derecho sobre su rodilla izquierda.
Sostenga la parte posterior de su muslo izquierdo y tire suavemente hacia el pecho hasta que sienta un estiramiento en la nalga derecha.

Mantenga el estiramiento durante 20 a 30 segundos.
Regrese a la posición inicial y cambie de lado.
Repita 2-3 veces de cada lado.

Estiramiento de gato y vaca
Comience sobre manos y rodillas con las muñecas directamente debajo de los hombros y las rodillas debajo de las caderas.
Levanta la cabeza y el coxis hacia el techo (Postura de la vaca).
Exhala y redondea la espalda, llevando la barbilla hacia el pecho y llevando el ombligo hacia la columna (Postura del gato).
Muévete lenta y suavemente entre las posturas durante 1 o 2 minutos.

Estiramiento de cadera sentado
Siéntese en el suelo con las piernas extendidas frente a usted.
Dobla la rodilla derecha y coloca el pie derecho sobre el muslo izquierdo, posicionándolo cerca de la rodilla izquierda.

Coloque su mano derecha detrás de usted para apoyarse.

Utilice su mano izquierda para empujar suavemente su rodilla derecha hacia el lado izquierdo, girando el torso para mirar por encima del hombro derecho.

Mantenga el estiramiento durante 20 a 30 segundos.

Regrese a la posición inicial y cambie de lado.

Repita 2-3 veces de cada lado.

Estiramiento de isquiotibiales de pie

Párese con los pies separados al ancho de las caderas.

Coloque el pie derecho sobre un escalón bajo o una silla resistente, manteniendo la pierna recta y los dedos del pie apuntando hacia arriba.

Mantenga la espalda recta y gire las caderas, inclinándose hacia adelante hasta que sienta un estiramiento en la parte posterior de la pierna derecha.

Mantenga el estiramiento durante 20 a 30 segundos.

Regrese a la posición inicial y cambie de pierna.
Repita 2-3 veces en cada pierna.

Postura del niño
Arrodíllate en el suelo con los dedos gordos de los pies tocándose y las rodillas separadas.
Siéntese sobre los talones y estire los brazos hacia adelante, bajando el torso entre los muslos.
Apoye la frente en el suelo y relájese en esta posición durante 30 a 60 segundos.
Regresar a la posición inicial.
Repetir 2-3 veces.

Sentadillas en la pared
Párese con la espalda contra una pared y los pies a unos 2 pies de distancia de ella.
Deslízate lentamente por la pared hasta que tus rodillas queden dobladas en un ángulo de 90 grados.
Mantén esta posición durante 10-15 segundos.

Deslícese lentamente hacia arriba hasta la posición inicial.

Repita de 3 a 5 veces.

Estiramiento de pantorrilla

Párese frente a una pared con las manos apoyadas contra ella a la altura de los hombros.

Da un paso atrás con un pie, manteniendo la pierna recta y el talón en el suelo.

Dobla la rodilla delantera e inclínate hacia la pared hasta que sientas un estiramiento en la pantorrilla de la pierna trasera.

Mantenga el estiramiento durante 20 a 30 segundos.

Cambia de pierna y repite.

Repita 2-3 veces en cada pierna.

Estiramiento del flexor de cadera

Arrodíllate sobre una rodilla con el otro pie delante, formando un ángulo de 90 grados con ambas piernas.

Empuja las caderas ligeramente hacia adelante hasta que sientas un estiramiento en la parte delantera de la cadera.

Mantenga el estiramiento durante 20 a 30
segundos.
Cambia de lado y repite.
Repita 2-3 veces de cada lado.

Estiramiento de cuádriceps
Párese con los pies separados al ancho de las
caderas.
Dobla una rodilla y lleva el talón hacia los
glúteos.
Sujete su tobillo con la mano y tire
suavemente de él para acercarlo a sus
nalgas.
Mantenga el estiramiento durante 20 a 30
segundos.
Cambia de pierna y repite.
Repita 2-3 veces en cada pierna.

Estiramiento en forma de cuatro
Acuéstese boca arriba con ambas rodillas
dobladas y los pies apoyados en el suelo.
Coloca tu tobillo derecho sobre tu rodilla
izquierda, formando un cuatro.
Sujete la parte posterior del muslo izquierdo
y tire suavemente de él hacia el pecho.

Mantenga el estiramiento durante 20 a 30 segundos.

Cambia de lado y repite.

Repita 2-3 veces de cada lado.

Extensión torácica

Siéntese en una silla con los pies apoyados en el suelo.

Coloque las manos detrás de la cabeza y arquee suavemente la parte superior de la espalda sobre el respaldo de la silla.

Mantén la posición durante 5-10 segundos.

Regresar a la posición inicial.

Repita de 5 a 10 veces.

Ejercicio de puente

Acuéstese boca arriba con las rodillas dobladas y los pies apoyados en el suelo, separados a la altura de las caderas.

Coloca los brazos a los costados.

Aprieta los músculos abdominales y levanta las caderas hacia el techo, formando una línea recta desde las rodillas hasta los hombros.

Mantén la posición durante 5-10 segundos.

Baje lentamente las caderas hasta la posición
inicial.
Repita de 3 a 5 veces.

Sandalias con tacón
Acuéstese boca arriba con las rodillas
dobladas y los pies apoyados en el suelo.
Desliza lentamente un talón lejos de tu
cuerpo hasta que tu pierna quede recta.
Desliza el talón hacia atrás hasta la posición
inicial.
Repita con la otra pierna.
Realice de 3 a 5 repeticiones con cada
pierna.

Capítulo 4

EJERCICIOS PARA EL DOLOR DEL MÚSCULO PIRIFORME

El músculo piriforme, ubicado en la profundidad de los glúteos, puede causar dolor ciático cuando se tensa o sufre espasmos, comprimiendo el nervio ciático. Realizar ejercicios específicos puede ayudar a aliviar el dolor del músculo piriforme y reducir la presión sobre el nervio ciático.

Estiramiento del piriforme en posición supina

Acuéstese boca arriba con las rodillas dobladas y los pies apoyados en el suelo. Cruza el tobillo derecho sobre la rodilla izquierda, formando un cuatro.
Sujete la parte posterior del muslo izquierdo y tire suavemente de él hacia el pecho. Mantenga la cabeza y los hombros en el suelo y asegúrese de que la parte baja de la espalda permanezca plana.

Mantenga el estiramiento durante 20 a 30
segundos.
Cambia de lado y repite.
Realizar 2-3 veces de cada lado.

Estiramiento del piriforme sentado
Siéntese en una silla con los pies apoyados
en el suelo.
Coloque su tobillo derecho sobre su rodilla
izquierda.
Mantenga la espalda recta e inclínese
ligeramente hacia adelante, empujando hacia
abajo la rodilla derecha.
Deberías sentir un estiramiento en el glúteo
derecho.
Mantenga el estiramiento durante 20 a 30
segundos.
Cambia de lado y repite.
Realizar 2-3 veces de cada lado.

Estiramiento del piriforme de pie
Párese con los pies separados al ancho de las
caderas.
Coloca tu tobillo derecho sobre tu rodilla
izquierda, creando una figura de cuatro.

Dobla ligeramente la rodilla izquierda e inclínate hacia delante desde las caderas.
Si es necesario, apóyese en una pared o una silla para mantener el equilibrio.
Deberías sentir un estiramiento en el glúteo derecho.
Mantenga el estiramiento durante 20 a 30 segundos.
Cambia de lado y repite.
Realizar 2-3 veces de cada lado.

Estiramiento en forma de cuatro
Acuéstese boca arriba con las rodillas dobladas y los pies apoyados en el suelo.
Cruza el tobillo derecho sobre la rodilla izquierda, formando un cuatro.
Pasa las piernas y sujeta la parte posterior del muslo izquierdo.
Tire suavemente el muslo izquierdo hacia el pecho.
Mantenga la cabeza y los hombros en el suelo.
Mantenga el estiramiento durante 20 a 30 segundos.
Cambia de lado y repite.

Realizar 2-3 veces de cada lado.

Estiramiento de rodilla al hombro opuesto

Acuéstese boca arriba con las piernas extendidas.

Dobla la rodilla derecha y tírala hacia el pecho.

Utilice su mano izquierda para tirar suavemente de su rodilla derecha hacia su hombro izquierdo.

Mantenga el brazo derecho extendido hacia el costado.

Mantenga el estiramiento durante 20 a 30 segundos.

Cambia de lado y repite.

Realizar 2-3 veces de cada lado.

Postura de la paloma

Comience en cuatro patas.

Lleva la rodilla derecha hacia adelante y colócala detrás de la muñeca derecha.

Extiende tu pierna izquierda hacia atrás, manteniendo tus caderas perpendiculares al piso.

Baje el torso hacia el suelo, apoyándose en los antebrazos o recostándose si le resulta cómodo.

Mantén la posición durante 20-30 segundos.

Regrese a la posición inicial y cambie de lado.

Realizar 2-3 veces en cada lado.

Ejercicio de concha

Acuéstese de lado con las piernas apiladas y las rodillas dobladas en un ángulo de 90 grados.

Apoye la cabeza sobre el brazo inferior y coloque la mano superior sobre la cadera.

Mantenga los pies juntos y levante la rodilla superior lo más alto que pueda sin girar la cadera.

Mantener durante 2-3 segundos en la parte superior.

Baje lentamente la rodilla hasta la posición inicial.

Repita 2-3 veces de cada lado.

Puentes de cadera

Acuéstese boca arriba con las rodillas
dobladas y los pies apoyados en el suelo,
separados a la altura de las caderas.
Coloca los brazos a los costados.
Aprieta los músculos abdominales y levanta
las caderas hacia el techo, formando una
línea recta desde las rodillas hasta los
hombros.
Mantén la posición durante 5-10 segundos.
Baje lentamente las caderas hasta la posición
inicial.
Repita de 3 a 5 veces.

Rodillo de espuma para el piriforme
Siéntese sobre un rodillo de espuma con las
rodillas dobladas y los pies apoyados en el
suelo.
Cruza el tobillo derecho sobre la rodilla
izquierda.
Inclínese ligeramente hacia su lado derecho
y ruede hacia adelante y hacia atrás sobre el
rodillo de espuma, apuntando al músculo
piriforme.
Enrolle durante 1-2 minutos.
Cambia de lado y repite.

Estiramiento del flexor de cadera

Arrodíllate sobre una rodilla con el otro pie delante, formando un ángulo de 90 grados con ambas piernas.

Empuja las caderas ligeramente hacia adelante hasta que sientas un estiramiento en la parte delantera de la cadera.

Mantenga el estiramiento durante 20 a 30 segundos.

Cambia de lado y repite.

Realizar 2-3 veces de cada lado.

Torsión espinal

Acuéstese boca arriba con las piernas extendidas.

Lleva la rodilla derecha hacia el pecho.

Guíe suavemente su rodilla derecha a través de su cuerpo hacia el lado izquierdo, manteniendo los hombros en el suelo.

Mantenga el estiramiento durante 20 a 30 segundos.

Regrese a la posición inicial y cambie de lado.

Realizar 2-3 veces de cada lado.

Sentadilla en la pared

Párese con la espalda contra una pared y los pies a unos 2 pies de distancia de ella.

Deslízate lentamente por la pared hasta que tus rodillas queden dobladas en un ángulo de 90 grados.

Mantén esta posición durante 10-15 segundos.

Deslícese lentamente hacia arriba hasta la posición inicial.

Repita de 3 a 5 veces.

Estiramiento del aductor

Siéntese en el suelo con las piernas extendidas hacia los lados.

Inclínese ligeramente hacia adelante, manteniendo la espalda recta, y coloque las manos en el suelo frente a usted.

Mantenga el estiramiento durante 20 a 30 segundos.

Regresar a la posición inicial.

Repetir 2-3 veces.

Rodillas giratorias

Acuéstese boca arriba con las rodillas
dobladas y los pies apoyados en el suelo.
Coloca los brazos hacia los lados.
Gire lentamente las rodillas hacia un lado,
manteniendo los hombros en el suelo.
Mantenga el estiramiento durante 5 a 10
segundos.
Regrese a la posición inicial y cambie de
lado.
Realice de 10 a 15 repeticiones de cada lado.

Estiramiento de cuádriceps de pie
Párese con los pies separados al ancho de las
caderas.
Dobla una rodilla y lleva el talón hacia los
glúteos.
Sujete su tobillo con la mano y tire
suavemente de él para acercarlo a sus
nalgas.
Mantenga el estiramiento durante 20 a 30
segundos.
Cambia de pierna y repite.
Realizar 2-3 veces con cada pierna.

Estiramiento de 90 grados

Siéntese en el suelo con las piernas
extendidas frente a usted.
Doble la pierna derecha en un ángulo de 90
grados frente a usted, con la espinilla
derecha paralela al pecho y el muslo derecho
perpendicular al pecho.
Cuadra las caderas hacia la pierna delantera.
Inclínese lentamente hacia adelante sobre la
pierna delantera, manteniendo la espalda
recta. Puede colocar las manos en el piso
frente a usted para apoyarse.
Mantén esta posición durante 20-30
segundos. Deberías sentir un estiramiento en
la cadera y el glúteo derechos.
Realizar 2-3 repeticiones de cada lado.

**Estiramiento en posición supina en forma
de 4**
Acuéstese boca arriba con las rodillas
dobladas y los pies apoyados en el suelo.
Cruza el tobillo derecho sobre la rodilla
izquierda, formando un 4 con las piernas.
Levanta el pie izquierdo del suelo y lleva la
rodilla izquierda hacia el pecho.

Extiende la mano entre tus piernas y sujeta la parte posterior de tu muslo izquierdo con ambas manos.

Tire suavemente el muslo izquierdo hacia el pecho, profundizando el estiramiento en la cadera y el glúteo derechos.

Mantén esta posición durante 20-30 segundos.

Baje lentamente el pie izquierdo hasta el suelo, suelte la pierna derecha y repita el estiramiento en el lado opuesto cruzando el tobillo izquierdo sobre la rodilla derecha.

Repetir 2-3 veces.

EJERCICIOS PARA HERNIA DE DISCO

Las hernias discales pueden causar dolor y malestar importantes, que a menudo se irradian hacia el nervio ciático. Algunos ejercicios específicos pueden ayudar a aliviar los síntomas, fortalecer los músculos de apoyo y mejorar la flexibilidad.

Inclinación pélvica

Acuéstese boca arriba con las rodillas dobladas y los pies apoyados en el suelo. Apriete los músculos abdominales y empuje la parte baja de la espalda hacia el suelo. Mantenga la inclinación pélvica durante 5 a 10 segundos mientras mantiene la contracción.

Relájate y vuelve a la posición inicial.
5. Repita 3-5 veces.

Estiramiento de gato y vaca

Comience sobre manos y rodillas con las muñecas alineadas debajo de los hombros y las rodillas debajo de las caderas.
Inhala y arquea la espalda (posición de vaca), levantando el coxis y la cabeza hacia el techo.
Exhala y redondea la espalda (posición del gato), metiendo la barbilla hacia el pecho y llevando el ombligo hacia la columna.
Continúe fluyendo entre estas posiciones lentamente.
Realizar de 3 a 5 repeticiones.

Puentes

Acuéstese boca arriba con las rodillas dobladas y los pies apoyados en el suelo.
Aprieta los músculos abdominales y levanta las caderas hacia el techo, formando una línea recta desde los hombros hasta las rodillas.
Mantenga la posición del puente durante 5 a 10 segundos.
Baje lentamente las caderas hasta el suelo.
Repita de 3 a 5 veces.

Estiramiento de rodillas al pecho

Acuéstese boca arriba con las rodillas
dobladas y los pies apoyados en el suelo.
Lleva una rodilla hacia el pecho,
sosteniéndola con ambas manos.
Mantenga el otro pie plano sobre el suelo o
extiéndalo recto si le resulta cómodo.
Mantenga el estiramiento durante 20 a 30
segundos.
Cambia de pierna y repite.
Realizar 2-3 veces de cada lado.

Ejercicio de perro-pájaro

Comience sobre manos y rodillas con las
muñecas alineadas debajo de los hombros y
las rodillas debajo de las caderas.
Extiende el brazo derecho hacia adelante y
la pierna izquierda hacia atrás, manteniendo
el cuerpo en línea recta.
Mantén la posición durante 5-10 segundos.
Regrese a la posición inicial y cambie de
lado.
Repita de 10 a 15 veces de cada lado.

Postura del niño

Comience sobre manos y rodillas, con las muñecas debajo de los hombros y las rodillas debajo de las caderas.
Siéntate sobre tus talones, extiende los brazos hacia adelante y baja la frente hasta el suelo.
Mantenga el estiramiento durante 20 a 30 segundos.
Regresar a la posición inicial.
Repetir 2-3 veces.

Sentadillas en la pared
Párese con la espalda contra una pared y los pies a unos 2 pies de distancia de ella.
Deslízate por la pared hasta que tus rodillas estén dobladas en un ángulo de 90 grados.
Mantén esta posición durante 10-15 segundos.
Deslícese lentamente hacia arriba por la pared hasta la posición inicial.
Repetir 2-3 veces.

Sentado flexionándose hacia adelante
Siéntese en el suelo con las piernas extendidas frente a usted.

Estira los brazos hacia adelante en dirección
a los dedos de los pies, manteniendo la
espalda recta.
Mantenga el estiramiento durante 20 a 30
segundos.
Regresar a la posición inicial.
Repetir 2-3 veces.

**Estiramiento de rotación de la espalda
baja**
Acuéstese boca arriba con las rodillas
dobladas y los pies apoyados en el suelo.
Baje suavemente las rodillas hacia un lado
mientras mantiene los hombros apoyados en
el suelo.
Mantenga el estiramiento durante 20 a 30
segundos.
Regrese a la posición inicial y cambie de
lado.
Realizar 2-3 veces de cada lado.

Estiramiento de isquiotibiales de pie
Párese con los pies separados al ancho de las
caderas.

Coloque un pie sobre una superficie baja, como un escalón o una silla.
Mantenga la espalda recta e inclínese hacia adelante sobre la pierna extendida.
Mantenga el estiramiento durante 20 a 30 segundos.
Cambia de pierna y repite.
Realizar 2-3 veces de cada lado.

EJERCICIOS PARA HERNIA DE DISCO

Elevación de brazos y piernas en posición prona

Acuéstese boca abajo sobre una colchoneta o superficie firme con los brazos extendidos frente a usted y las piernas extendidas detrás de usted.

Mantén la cabeza en una posición neutra, mirando hacia el mat.

Mantenga esta posición durante 5 a 10 segundos mientras mantiene el centro del cuerpo contraído y la espalda recta.

Baje lentamente el brazo y la pierna hasta el suelo.

Repetir en el otro lado

Postura del barco

Siéntese en el suelo con las rodillas dobladas y los pies apoyados en el suelo.

Inclínese ligeramente hacia atrás mientras mantiene la espalda recta y levante los pies del suelo.

Levanta los pies y extiende las piernas

Extiende las piernas para formar una V con tu cuerpo.

Extiende los brazos hacia delante, paralelos al suelo.

Mantén la postura del barco durante 5 a 10 segundos.

Repita la postura 2-3 veces.

EJERCICIOS PARA DISCO DEGENERATIVO LUMBAR

Inclinaciones pélvicas

Acuéstese boca arriba con las rodillas dobladas y los pies apoyados en el suelo.

Apriete los músculos abdominales y aplane suavemente la parte baja de la espalda contra el suelo.

Incline la pelvis ligeramente hacia arriba contrayendo el centro del cuerpo y empujando la parte baja de la espalda hacia el suelo.

Mantén esta posición durante 5 a 10 segundos.

Relájate y vuelve a la posición inicial.
Repetir 2-3 veces

Estiramiento de rodillas al pecho

Acuéstese boca arriba con las rodillas dobladas y los pies apoyados en el suelo.
Lleva una rodilla hacia el pecho, sosteniéndola con ambas manos.

Mantenga el otro pie plano sobre el suelo o extiéndalo recto si le resulta cómodo.

Mantenga el estiramiento durante 5 a 10 segundos.

Regrese a la posición inicial y cambie de pierna.

Realizar 2-3 veces de cada lado.

Puentes

Acuéstese boca arriba con las rodillas dobladas y los pies apoyados en el suelo.

Aprieta los músculos abdominales y levanta las caderas hacia el techo.

Forma una línea recta desde los hombros hasta las rodillas.

Mantenga la posición del puente durante 5 a 10 segundos.

Baje lentamente las caderas hasta el suelo.

Repetir 2-3 veces

Estiramiento de gato y vaca

Comience sobre manos y rodillas con las muñecas alineadas debajo de los hombros y las rodillas debajo de las caderas.

Inhala y arquea la espalda, levantando el
coxis y la cabeza hacia el techo (Postura de
la Vaca).
Exhala y redondea la espalda, llevando la
barbilla hacia el pecho (Postura del gato).
Continúe moviéndose entre estas posiciones
de manera controlada.
Repetir 2 veces

Ejercicio de perro-pájaro
Comience sobre manos y rodillas con las
muñecas alineadas debajo de los hombros y
las rodillas debajo de las caderas.
Extiende el brazo derecho hacia adelante y
la pierna izquierda hacia atrás, manteniendo
el cuerpo en línea recta.
Mantén la posición durante 5-10 segundos.
Regrese a la posición inicial y cambie de
lado.

Postura del niño
Comience sobre manos y rodillas con las
muñecas alineadas debajo de los hombros y
las rodillas debajo de las caderas.

Siéntese sobre los talones, estire los brazos
hacia adelante y baje la frente hasta el suelo.
Mantenga el estiramiento durante 5 a 10
segundos.
Regresar a la posición inicial.

Sentado flexionándose hacia adelante
Siéntese en el suelo con las piernas
extendidas frente a usted.
Estira los brazos hacia adelante en dirección
a los dedos de los pies, manteniendo la
espalda recta.
Inclínese hacia adelante suavemente, sin
forzar el estiramiento.
Mantenga el estiramiento durante 5 a 10
segundos.
Regresar a la posición inicial.
Repetir 2-3 veces.

Sentadillas en la pared
Párese con la espalda contra una pared y los
pies a unos 2 pies de distancia de ella.
Deslízate por la pared hasta que tus rodillas
estén dobladas en un ángulo de 90 grados.

Mantén esta posición durante 10-15
segundos.

Deslícese lentamente hacia arriba por la
pared hasta la posición inicial.

Repita de 5 a 10 repeticiones.

**Ejercicio de perro pájaro para aliviar la
ciática**

Comience sobre manos y rodillas sobre una
colchoneta o superficie firme.

Alinea las muñecas directamente debajo de
los hombros y las rodillas debajo de las
caderas.

Mantenga la espalda recta y la cabeza en una
posición neutra, mirando hacia el mat.

Extiende simultáneamente el brazo derecho
hacia adelante y la pierna izquierda hacia
atrás.

Asegúrese de que su cuerpo permanezca en
línea recta desde el brazo extendido hasta la
pierna extendida.

Mantenga esta posición extendida durante 5
a 10 segundos.

Repita el movimiento con el brazo izquierdo
y la pierna derecha 2-3 veces.

CONSEJOS PARA UNA PRÁCTICA EFECTIVA

Activa tu núcleo

Mantener los músculos centrales activos durante todo el ejercicio ayuda a estabilizar la columna y evitar distensiones en la zona lumbar.

Mantener la alineación adecuada

Asegúrese de que su espalda permanezca plana y evite arquear o inclinar excesivamente la pelvis.

Movimientos controlados

Realice el ejercicio lentamente y con control para maximizar su efectividad y minimizar el riesgo de lesiones.

PRECAUCIONES

Evitar el dolor

Si siente un dolor agudo o intenso al realizar el ejercicio Bird-Dog, deténgase

inmediatamente y consulte con un
profesional de la salud.

Consulte a un profesional

Antes de comenzar cualquier ejercicio
nuevo, especialmente si tiene una afección
como la ciática, consulte con un proveedor
de atención médica o un fisioterapeuta para
asegurarse de que el ejercicio sea apropiado
para su afección.

Capítulo 5

EJERCICIOS DE FORTALECIMIENTO DEL CORE PARA LOS SÍNTOMAS DE LA CIÁTICA

Fortalecer los músculos centrales puede brindar un apoyo crucial a la zona lumbar, reduciendo la presión sobre el nervio ciático y ayudando a aliviar los síntomas de la ciática.

Tablón

Acuéstese boca abajo sobre una colchoneta o superficie firme.
Levante el cuerpo apoyándose en los antebrazos y los dedos de los pies, manteniendo los codos directamente debajo de los hombros.
Tu cuerpo debe formar una línea recta desde la cabeza hasta los talones.

Apriete los músculos abdominales y evite
que las caderas se hundan o se eleven.
Mantenga el cuello en una posición neutra,
mirando hacia adelante o ligeramente hacia
abajo.
Mantenga esta posición durante 5 a 10
segundos.
Repetir 2-3 veces

Plancha lateral

Acuéstese de lado con las piernas extendidas
y apiladas una sobre otra.
Apóyese sobre su antebrazo, manteniendo el
codo directamente debajo del hombro.
Levanta las caderas del suelo, formando una
línea recta desde la cabeza hasta los pies.
Mantener durante 5 a 10 segundos.
Baja las caderas hacia el mat y cambia al
otro lado.
Repita 2-3 veces por lado.

Ejercicio de perro-pájaro

Comience sobre manos y rodillas, con las
muñecas debajo de los hombros y las
rodillas debajo de las caderas.

Extiende el brazo derecho hacia adelante y
la pierna izquierda hacia atrás, manteniendo
el cuerpo en línea recta.
Mantener durante 5 a 10 segundos.
Baje el brazo y la pierna a la posición
inicial.
Cambia de lado y repite.

Insecto muerto
Acuéstese boca arriba con los brazos
extendidos hacia el techo y las rodillas
dobladas a 90 grados.
Baje lentamente el brazo derecho y la pierna
izquierda hacia el suelo, manteniéndolos
rectos pero sin tocar el suelo.
Mantenga la espalda baja presionada contra
el tapete.
Regrese a la posición inicial y cambie al
brazo y pierna opuestos.

Puente
Acuéstese boca arriba con las rodillas
dobladas y los pies apoyados en el suelo.
Aprieta los músculos abdominales y levanta
las caderas hacia el techo.

Forma una línea recta desde los hombros
hasta las rodillas.
Mantenga la posición del puente durante 5 a
10 segundos.
Baje lentamente las caderas hasta el suelo.
Repita 2-3 repeticiones.

Giros rusos sentados
Siéntese en el suelo con las rodillas dobladas
y los pies ligeramente elevados.
Inclínese ligeramente hacia atrás,
manteniendo la espalda recta.
Mantenga sus manos juntas o una pesa
frente a usted.
Gira el torso hacia la derecha y luego hacia
la izquierda, manteniendo las caderas
estables.
Realizar 2-3 giros de cada lado.

EJERCICIOS PARA LA PARTE SUPERIOR DE LA ESPALDA

Fortalecer y estabilizar la parte superior de la espalda puede contribuir a la salud general de la columna, lo que puede ayudar a aliviar algunos síntomas de la ciática al mejorar la postura y reducir la tensión compensatoria en la parte inferior de la espalda.

Extensión torácica con rodillo de espuma
Siéntese en el suelo con un rodillo de espuma colocado horizontalmente detrás de usted.

Inclínese hacia atrás de modo que el rodillo de espuma quede posicionado debajo de la parte superior de la espalda.

Arquee suavemente la parte superior de la espalda sobre el rodillo de espuma.

Coloque las manos detrás de la cabeza para sostener el cuello.

Mantenga la posición extendida durante 10 a 15 segundos.

Regrese lentamente a la posición inicial.
Repita de 3 a 5 veces

Vuelo inverso sentado
Siéntese en una silla con la espalda recta y los pies apoyados en el suelo.
Sostenga una mancuerna en cada mano con las palmas una frente a la otra.
Inclínese ligeramente hacia adelante desde las caderas con los brazos extendidos hacia abajo.
Levante los brazos hacia los lados, manteniendo los codos ligeramente doblados.
Apriete los omóplatos en la parte superior del movimiento.
Baje lentamente las mancuernas hasta la posición inicial.
Repetir 2-3 veces.

Estiramiento de gato y vaca
Comience sobre manos y rodillas con las muñecas alineadas debajo de los hombros y las rodillas debajo de las caderas.

Inhala y arquea la espalda hacia arriba,
llevando la barbilla hacia el pecho (Postura
del gato).
Exhala y baja el vientre hacia el suelo,
levantando la cabeza y el coxis (Postura de
la Vaca).
Continúa moviéndote entre las posturas del
Gato y la Vaca de manera controlada.
Repetir 2-3 veces.

Ángeles de pared
Párese con la espalda contra una pared y los
pies a unos 15 cm de distancia de ella.
Presione la espalda baja, la espalda superior
y la cabeza contra la pared.
Levanta los brazos formando una "W"
contra la pared, con los codos doblados y las
manos hacia arriba.
Deslice lentamente los brazos por la pared
en forma de "Y" mientras mantiene el
contacto con la pared.
Mantén la posición por un momento.
Desliza lentamente los brazos hacia abajo
hasta la posición "W".
Repetir 2-3 veces.

Bandas desmontables

Párese con los pies separados al ancho de las caderas y sostenga una banda de resistencia con ambas manos.

Extiende los brazos hacia el frente con la banda tensa.

Separe la banda moviendo los brazos hacia afuera y apretando los omóplatos.

Mantén la posición por un momento.

Regrese lentamente a la posición inicial.

Repetir 2-3 veces.

EJERCICIOS PARA LA ESPALDA BAJA

Fortalecer la espalda baja y mejorar la flexibilidad pueden ayudar a aliviar los síntomas de la ciática al reducir la presión sobre el nervio ciático y mejorar la salud general de la columna.

Inclinaciones pélvicas
Acuéstese boca arriba con las rodillas dobladas y los pies apoyados en el suelo.
Coloca los brazos a los costados.
Aplana la parte baja de la espalda contra el suelo apretando los músculos abdominales e inclinando la pelvis hacia arriba.
Mantener durante 5 segundos.
Relájate y vuelve a la posición inicial.
Repetir 2-3 veces.

Estiramiento de rodillas al pecho
Acuéstese boca arriba con las rodillas dobladas y los pies apoyados en el suelo.

Lleva una rodilla hacia el pecho, sosteniéndola con ambas manos.

Mantenga la otra pierna doblada o extendida en el suelo.

Mantén la posición durante 20-30 segundos.

Regrese a la posición inicial y cambie de pierna.

Realizar 2-3 estiramientos por pierna.

Puentes

Acuéstese boca arriba con las rodillas dobladas y los pies apoyados en el suelo, separados a la altura de las caderas.

Aprieta los músculos abdominales y levanta las caderas hacia el techo.

Asegúrese de que su cuerpo forme una línea recta desde los hombros hasta las rodillas.

Mantenga la posición del puente durante 5 a 10 segundos.

Baje lentamente las caderas hasta el suelo.

Repetir 2-3 veces.

Estiramiento de gato y vaca

Comience sobre manos y rodillas, con las
muñecas debajo de los hombros y las
rodillas debajo de las caderas.
Inhala y arquea la espalda hacia arriba,
llevando la barbilla hacia el pecho (Postura
del gato).
Exhala y baja el vientre hacia el suelo,
levantando la cabeza y el coxis (Postura de
la Vaca).
Continúe alternando entre las posturas del
gato y la vaca.
Repetir 2-3 veces.

Postura del niño
Comience sobre manos y rodillas.
Siéntate sobre tus talones y extiende los
brazos hacia adelante en el suelo.
Baje el pecho hacia el suelo y apoye la
frente sobre el mat.
Mantén la posición durante 20-30 segundos.
Regresar a la posición inicial.
Realizar 2-3 estiramientos.

Estiramiento del piriforme

Acuéstese boca arriba con ambas rodillas
dobladas y los pies apoyados en el suelo.
Cruza un tobillo sobre la rodilla opuesta,
creando una figura de cuatro.
Tire suavemente la pierna inferior hacia el
pecho para profundizar el estiramiento en la
cadera y la espalda baja.
Mantén la posición durante 20-30 segundos.
Regrese a la posición inicial y cambie de
pierna.
Realizar 2-3 estiramientos por pierna.

Sentado flexionándose hacia adelante
Siéntese en el suelo con las piernas
extendidas frente a usted.
Inclínese suavemente hacia adelante desde
las caderas, alcanzando los dedos de los
pies.
Mantenga la espalda recta y evite arquear la
columna.
Mantén la posición durante 20-30 segundos.
Regresar a la posición inicial.
Realizar 2-3 estiramientos.

FORTALECIMIENTO DE PIERNAS Y GLÚTEOS

Fortalecer las piernas y los glúteos es fundamental para dar soporte a la zona lumbar y reducir la irritación del nervio ciático. Unos músculos fuertes de las piernas y los glúteos mejoran la estabilidad y la alineación, aliviando la presión sobre el nervio ciático y mejorando la movilidad funcional general.

Puentes de glúteos

Acuéstese boca arriba con las rodillas dobladas y los pies apoyados en el suelo, separados a la altura de las caderas. Descanse los brazos a los costados, con las palmas hacia abajo. Contrae los músculos abdominales y aprieta los glúteos. Levanta las caderas del suelo, creando una línea recta desde los hombros hasta las rodillas.

Mantenga la posición del puente durante 5 a 10 segundos.
Baje las caderas a la posición inicial con control.
Repetir 2-3 veces.

Puentes de glúteos con una sola pierna
Acuéstese boca arriba con una rodilla doblada y un pie apoyado en el suelo.
Extiende la pierna opuesta hacia adelante, manteniéndola elevada y alineada con el torso.
Empuje el talón de la pierna doblada para levantar las caderas hacia el techo.
Mantenga una línea recta desde los hombros hasta el pie extendido.
Mantén la posición durante 5-10 segundos.
Baje lentamente las caderas hacia abajo.
Repetir 2-3 veces por pierna.

Estocadas
Párese con los pies separados al ancho de las caderas y las manos en las caderas.

Da un paso hacia adelante y baja las caderas
hasta que ambas rodillas estén dobladas a
unos 90 grados.
Asegúrate de que tu rodilla delantera esté
directamente encima de tu tobillo y que tu
rodilla trasera esté justo por encima del
suelo.
Empuja tu pie delantero para volver a la
posición inicial.
Alterna las piernas y repite el movimiento.

Contragolpes de pie
Párese con los pies separados al ancho de las
caderas y las manos apoyadas en una pared
o una silla para mantener el equilibrio.
Extiende una pierna estirada hacia atrás
mientras la mantienes recta y el torso
erguido.
Aprieta los glúteos en la parte superior del
movimiento.
Mantenga la posición extendida durante 1-2
segundos.
Regrese la pierna a la posición inicial.
Repetir 2-3 veces por pierna.

Conchas de almeja

Acuéstese de lado con las rodillas dobladas
y los pies apilados uno sobre el otro.
Apoye la cabeza sobre el brazo inferior y
coloque la mano superior sobre la cadera.
Manteniendo los pies juntos, levante la
rodilla superior lo más alto posible sin rotar
la pelvis.
Mantenga la posición brevemente.
Repita 2-3 veces por lado.

Capítulo 6

EJERCICIOS DE YOGA PARA ALIVIAR LA CIÁTICA

El yoga puede ser un método eficaz para aliviar los síntomas de la ciática al mejorar la flexibilidad, mejorar la fuerza y promover la relajación.

Postura del niño (Balasana)
Comience sobre manos y rodillas con las muñecas alineadas debajo de los hombros y las rodillas debajo de las caderas.
Siéntate sobre tus talones y extiende los brazos hacia adelante, bajando el torso hacia el suelo.
Apoya la frente sobre el mat y relájate en la postura.
Mantenga la posición durante 5 a 10 segundos, concentrándose en respiraciones profundas y constantes.
Regrese a la posición inicial levantando suavemente el torso.

Repetir 2-3 veces.

Postura del gato y la vaca (Marjaryasana-Bitilasana)

Comience sobre manos y rodillas con las muñecas directamente debajo de los hombros y las rodillas debajo de las caderas.
Inhala y arquea la espalda hacia arriba, llevando la barbilla hacia el pecho (Postura del gato).
Exhala y baja el vientre hacia el suelo, levantando la cabeza y el coxis (Postura de la Vaca).
Alterne suavemente entre las posturas del gato y la vaca.
Repetir 2-3 veces.

Perro boca abajo (Adho Mukha Svanasana)

Comience sobre manos y rodillas, con las muñecas debajo de los hombros y las rodillas debajo de las caderas.
Levanta las caderas hacia arriba y hacia atrás, estirando las piernas y formando una V invertida.

Presione los talones hacia el suelo y estire
los brazos hacia adelante.
Mantén la posición durante 5-10 segundos,
respirando profundamente.
Repetir 2-3 veces.

**Postura de la paloma (Eka Pada
Rajakapotasana)**
Comience en posición de mesa (manos y
rodillas).
Lleva una rodilla hacia adelante y colócala
detrás de tu muñeca.
Extiende la pierna opuesta hacia atrás y baja
las caderas hacia el suelo.
Baje el torso sobre la pierna doblada,
extendiendo los brazos hacia adelante o
apoyando la frente sobre el mat.
Mantén la posición durante 5-10 segundos.
Regrese a la posición inicial y cambie de
pierna.
Repita 2-3 veces por lado.

**Flexión hacia adelante sentado
(Paschimottanasana)**

Siéntese en el suelo con las piernas
extendidas frente a usted.
Inhala y alarga la columna.
Exhala y estira los dedos de los pies hacia
adelante, manteniendo la espalda recta.
Mantén la posición durante 5-10 segundos.
Repetir 2-3 veces.

**Giro de columna reclinado (Supta
Matsyendrasana)**
Acuéstese boca arriba con las rodillas
dobladas y los pies apoyados en el suelo.
Deje caer ambas rodillas hacia un lado
mientras mantiene los hombros en el suelo.
Extiende los brazos hacia los lados, con las
palmas hacia arriba.
Gira la cabeza para mirar en la dirección
opuesta.
Mantén la posición durante 5-10 segundos.
Regrese a la posición inicial y cambie de
lado.
Repita 2-3 veces por lado.

Postura del puente (Setu Bandhasana)

Acuéstese boca arriba con las rodillas
dobladas y los pies apoyados en el suelo,
separados a la altura de las caderas.
Presione los pies contra el suelo y levante
las caderas hacia el techo.
Aprieta los glúteos y contrae el centro del
cuerpo.
Mantén la posición durante 5-10 segundos.
Baje lentamente las caderas hacia abajo.
Repetir 2-3 veces.

COMBINANDO YOGA Y PILATES CON OTROS EJERCICIOS

La combinación de yoga y pilates con otras formas de ejercicio puede crear un enfoque equilibrado y eficaz para controlar y aliviar los síntomas de la ciática. Tanto el yoga como el pilates se centran en la flexibilidad, la fuerza y la estabilidad del tronco, mientras que otros ejercicios pueden trabajar grupos musculares específicos y mejorar la condición física general.

Yoga para la flexibilidad y la relajación
Practica yoga 2-3 veces por semana.
Duración: 10-15 minutos por sesión.
Incorpore sesiones de yoga como parte de una rutina de ejercicios más amplia, especialmente en días centrados en la flexibilidad y la relajación.

Pilates para fortalecer y mantener la estabilidad
Inclinaciones pélvicas: fortalecen la espalda baja y los músculos abdominales.

Puente: trabaja los glúteos y la espalda baja.
Círculos con las piernas: mejoran la
movilidad de la cadera y fortalecen el centro
del cuerpo.
Planchas: mejoran la estabilidad general del
núcleo.
Practica Pilates 2-3 veces por semana.
Duración: 10-15 minutos por sesión.
Utilice Pilates en los días dedicados al
fortalecimiento y la estabilidad del core.
Compleméntelo con yoga u otras formas de
ejercicio para lograr una rutina equilibrada.

**Entrenamiento de fuerza para una
condición física general**
Sentadillas: fortalece los cuádriceps, los
isquiotibiales y los glúteos.
Estocadas: trabaja las piernas y los glúteos
mientras mejora el equilibrio.
Peso muerto: fortalece la espalda y los
isquiotibiales.
Flexiones: involucran la parte superior del
cuerpo y el centro del cuerpo.

Incorpore entrenamiento de fuerza 1 o 2 veces por semana.

Duración:10-15 minutos por sesión.

Programa el entrenamiento de fuerza en días alternos entre yoga y pilates. Asegúrate de que haya suficiente tiempo de recuperación entre las sesiones.

Ejercicio cardiovascular para la salud en general

Caminar:De bajo impacto y suave para la espalda.

Ciclismo:Fortalece las piernas y mejora la salud cardiovascular.

Natación: proporciona un entrenamiento de cuerpo completo con un impacto mínimo en las articulaciones.

Incluya ejercicio cardiovascular 2-3 veces por semana.

Duración:10-15 minutos por sesión.

Utilice ejercicios cardiovasculares en los días en que no practique yoga o pilates, o como calentamiento/enfriamiento para sesiones de entrenamiento de fuerza.

Trabajo de flexibilidad y movilidad
Rodillo de espuma: reduce la tensión muscular y mejora el flujo sanguíneo.
Estiramientos dinámicos: preparan los músculos para el ejercicio y mejoran el rango de movimiento.
Estiramientos estáticos: aumentan la flexibilidad y reducen la tensión muscular.
Incorpore trabajos de flexibilidad y movilidad 2-3 veces por semana.
Duración:10-15 minutos por sesión.
Utilice estos ejercicios como parte de su rutina de calentamiento o enfriamiento, o en días enfocados en la recuperación y el mantenimiento.

Capítulo 7

TERAPIA DE CALOR Y FRÍO PARA LA CIÁTICA

La terapia de calor y frío son métodos de uso común para controlar los síntomas de la ciática. Ambos enfoques pueden ofrecer alivio al tratar la inflamación, reducir la tensión muscular y mejorar la circulación.

Terapia de frío

La terapia de frío, o crioterapia, es eficaz para reducir la inflamación, adormecer el dolor y disminuir la hinchazón en la zona afectada. Es especialmente útil en la fase aguda de la ciática, donde la inflamación y la hinchazón son frecuentes.

Cómo aplicar

Utilice una bolsa de hielo, una bolsa de verduras congeladas o una compresa de gel frío.

Envuelva la fuente de frío en un paño fino o
una toalla para proteger su piel del contacto
directo.
Coloque la compresa fría envuelta en la
espalda baja o en el área donde siente el
dolor de ciática.
Aplicar durante 15 a 20 minutos a la vez.
Utilice terapia de frío cada 2-3 horas durante
las primeras 48 horas después de la
aparición de los síntomas de la ciática.
Evite aplicar hielo directamente sobre la piel
para prevenir la congelación.
No utilice terapia de frío si tiene mala
circulación o daño en los nervios.
Duración: 10-15 minutos por aplicación,
cada 2-3 horas según sea necesario.

Terapia de calor
de calor ayuda a relajar los músculos,
mejorar el flujo sanguíneo y aliviar el dolor
y la rigidez. Es beneficiosa para la ciática
crónica o después de que haya disminuido la
inflamación inicial.

Cómo aplicar

Utilice una almohadilla térmica, una bolsa de agua caliente o una toalla tibia. Otra alternativa es tomar un baño o una ducha tibia.

Asegúrese de que la fuente de calor no esté demasiado caliente para evitar quemaduras.

Coloque la almohadilla térmica o la compresa tibia en la espalda baja o en el área afectada.

Para darse un baño tibio, sumérjase en el baño durante 10 a 15 minutos.

Aplicar terapia de calor durante 10 a 15 minutos cada vez, 2 a 3 veces al día.

Evite usar terapia de calor si tiene lesiones recientes, heridas abiertas o si es propenso a sufrir quemaduras por calor.

No utilice la terapia de calor si tiene afecciones como diabetes o sensibilidad disminuida en el área de aplicación.

Combinación de terapia de calor y frío

Alternar entre terapia de calor y frío puede proporcionar un alivio integral al abordar tanto la inflamación como la tensión muscular.

Cómo alternar

Comience con terapia de frío durante 15 a 20 minutos para reducir la inflamación y adormecer el área.

Continúe con terapia de calor durante 15 a 20 minutos para relajar los músculos y mejorar la circulación.

Alterne entre terapia de frío y calor según sea necesario, permitiendo descansos entre aplicaciones.

Aplique esta terapia alternada 2-3 veces al día, dependiendo de sus síntomas y nivel de comodidad.

Duración:Terapia de frío durante 10-15 minutos, seguida de terapia de calor durante 10-15 minutos.

Consejos para un uso eficaz

Preste atención a cómo responde su cuerpo a cada terapia. Suspenda el tratamiento si experimenta efectos adversos.

El uso regular de terapia de calor o frío puede ayudar a controlar los síntomas de manera más efectiva.

TÉCNICAS Y HERRAMIENTAS DE MASAJE

La terapia de masaje puede ser muy eficaz para controlar los síntomas de la ciática al aliviar la tensión muscular, mejorar la circulación y reducir el dolor.

TECNICAS DE MASAJE

Efleurage (roce)
Haga que la persona se recueste boca abajo sobre una superficie cómoda.
Utilice las palmas de las manos o las yemas de los dedos para aplicar una presión suave.
Realice movimientos largos y fluidos desde la espalda baja hacia arriba en dirección a los hombros.
Continúe durante 5 a 10 minutos.

Petrisaje
El petrissage implica amasar y apretar los músculos, lo que ayuda a aumentar el flujo sanguíneo y aliviar la tensión muscular.

Haga que la persona se acueste boca abajo o
se siente cómodamente.
Utilice los dedos y los pulgares para amasar
los músculos de la espalda baja y los
glúteos.
Levante y apriete suavemente el tejido
muscular, luego suéltelo.
Continúe durante 5 a 10 minutos.

Terapia de puntos gatillo
Localiza zonas de tensión en la espalda baja
o los glúteos.
Utilice los dedos o los pulgares para aplicar
una presión firme directamente sobre los
puntos gatillo.
Mantenga la presión durante 30 a 60
segundos y luego suéltela.
Realizar en cada punto gatillo durante 2-3
minutos.

Masaje de tejido profundo
Haga que la persona se acueste boca abajo o
en una posición cómoda.
Utilice los codos, los antebrazos o los
pulgares para aplicar una presión más

profunda a los músculos de la espalda baja y los glúteos.

Realizar movimientos lentos y profundos.

Continúe durante 5 a 10 minutos.

HERRAMIENTAS DE MASAJE

Rodillo de espuma
Coloque el rodillo de espuma debajo del área de tensión (por ejemplo, la espalda baja o los glúteos).
Haga rodar suavemente el rodillo de espuma hacia adelante y hacia atrás, aplicando una presión moderada.
Concéntrese en las áreas sensibles y ajuste la presión según sea necesario.
Rueda durante 1-2 minutos por grupo muscular.

Pelota de masaje
Coloque la pelota de masaje contra una pared o en el suelo.
Inclínese hacia la pelota o use el peso corporal para aplicar presión en los puntos gatillo de la espalda baja o los glúteos.
Muévase lentamente para apuntar a áreas específicas.
Aplique presión durante 30 a 60 segundos en cada punto gatillo.

Pistola de masaje

Elija una configuración adecuada en la pistola de masaje para su comodidad.

Mueva suavemente la pistola de masaje sobre la espalda baja y los glúteos, aplicando una presión moderada.

Muévete en patrones circulares o lineales.

Utilizar durante 1-2 minutos por grupo muscular.

CONSEJOS PARA UN MASAJE EFECTIVO

Si no está seguro de realizar alguna técnica, considere consultar con un masajista autorizado para recibir un tratamiento personalizado.

Ajuste la presión y la duración según su nivel de comodidad y tolerancia al dolor.

El masaje se puede utilizar junto con otras terapias, como la terapia de calor/frío y los estiramientos, para lograr un alivio integral.

Capítulo 8

SUPLEMENTOS Y REMEDIOS NATURALES

Los suplementos y remedios naturales pueden desempeñar un papel importante en el control de los síntomas de la ciática al abordar la inflamación, apoyar la salud de los nervios y aliviar el dolor.

SUPLEMENTOS

Cúrcuma (curcumina)

Dosis recomendada

200-500 mg de curcumina al día, generalmente divididos en dos o tres dosis. Disponible en cápsulas, tabletas o en polvo que se puede agregar a los alimentos. Consulte con un proveedor de atención médica antes de comenzar, especialmente si está tomando anticoagulantes o tiene una afección de la vesícula biliar.

Ácidos grasos omega-3

Dosis recomendada

500-1.000 mg de aceite de pescado al día.

Disponible en cápsulas de gelatina blanda o en forma líquida.

Elija suplementos de aceite de pescado de alta calidad para evitar contaminantes.

Consulte con un médico si está tomando medicamentos anticoagulantes.

Vitamina B12

Dosis recomendada

1.000 mcg al día, generalmente en forma sublingual o en tabletas.

Disponible en forma de comprimidos, pastillas sublinguales o inyecciones.

Magnesio

Dosis recomendada

Disponible en tabletas, cápsulas o como aceite tópico.

Las dosis altas pueden causar molestias gastrointestinales. Consulte con un médico si tiene problemas renales.

Jengibre

Dosis recomendada

500-1.000 mg de extracto de jengibre al día
o 1-2 cucharaditas de jengibre fresco al día.
Disponible en cápsulas, tés o como raíz
fresca.

REMEDIOS NATURALES

Terapia de frío y calor
Terapia de frío
Aplicar una compresa de hielo durante 15 a
20 minutos, varias veces al día.
Terapia de calor
Utilice una almohadilla térmica durante 15 a
20 minutos, 2 a 3 veces al día.
Evite el contacto directo con la piel para
prevenir quemaduras o congelación.

Tés de hierbas
Prepare el té según las instrucciones del
paquete y beba 1 o 2 tazas al día.

Acupuntura

Normalmente 1-2 sesiones por semana, dependiendo de las necesidades individuales.

Busque un acupunturista autorizado y consulte con un proveedor de atención médica si tiene trastornos hemorrágicos o está embarazada.

HÁBITOS SALUDABLES PARA PREVENIR LA CIÁTICA

Mantenga una buena postura
Siéntese con los pies apoyados en el suelo, las rodillas a la altura de las caderas y utilice una silla con apoyo lumbar.
Párese con el peso distribuido uniformemente sobre ambos pies y contraiga los músculos centrales.

Hacer ejercicio regularmente
Fortalecimiento del núcleo
Incorpore ejercicios como planchas y puentes.
Participe en actividades como yoga o rutinas de estiramiento.
Incluya actividades de bajo impacto como caminar o nadar.
Intente realizar al menos 30 minutos de ejercicio la mayoría de los días de la semana.

Mantener un peso saludable

Consuma una dieta rica en frutas, verduras, proteínas magras y cereales integrales.
Controle el tamaño de las porciones y evite comer en exceso.

Utilice técnicas de levantamiento adecuadas
Doble las rodillas, no la cintura, y mantenga la carga cerca de su cuerpo.
Gire todo el cuerpo al moverse, en lugar de girar la cintura.

Mantente hidratado
Intente beber entre 8 y 10 vasos de agua al día.
Limite las bebidas que puedan deshidratar, como el café y el alcohol.

Evite permanecer sentado durante mucho tiempo
Levántese, estírese y muévase cada 30 a 60 minutos.
Invierte en sillas y estaciones de trabajo ergonómicas si pasas muchas horas sentado.

Manejar el estrés
Practica ejercicios de atención plena,
meditación o respiración profunda.
Realice actividades que reduzcan el estrés,
como caminar o hacer yoga.

EL PAPEL DE LA DIETA Y LA NUTRICIÓN EN EL TRATAMIENTO DE LA CIÁTICA

Una dieta bien equilibrada desempeña un papel fundamental en el tratamiento de la ciática, ya que favorece la salud de los nervios, reduce la inflamación y promueve el bienestar general.

Alimentos antiinflamatorios

Pescado graso

Rico en ácidos grasos omega-3 (por ejemplo, salmón, caballa).

Bayas

Alto contenido en antioxidantes (por ejemplo, arándanos, fresas).

Verduras de hoja verde

Rico en vitaminas y minerales (por ejemplo, espinacas, col rizada).

Nueces y semillas

Proporcionar grasas saludables y antioxidantes (por ejemplo, nueces, semillas de lino).

Hidratación

Consumo de agua
Beba al menos 8-10 vasos de agua al día.
Limite las bebidas deshidratantes
Reducir el consumo de cafeína y alcohol.

Macronutrientes equilibrados
Proteínas
Esencial para la reparación y mantenimiento
muscular (por ejemplo, carnes magras,
legumbres).
Grasas saludables
Apoya la función celular y reduce la
inflamación (por ejemplo, aguacates, aceite
de oliva).
Carbohidratos complejos
Proporciona energía sostenida y previene
picos de azúcar en sangre (por ejemplo,
cereales integrales, verduras).

Vitaminas y minerales
Vitamina B12
Apoya la salud nerviosa (por ejemplo, carne,
productos lácteos).
Vitamina D

Ayuda a la salud de los huesos y a la inflamación (por ejemplo, luz solar, alimentos fortificados).

Magnesio

Alivia los calambres musculares y favorece la función nerviosa (por ejemplo, frutos secos, semillas, verduras de hoja verde).

Cómo evitar los alimentos proinflamatorios

Alimentos procesados

Alto contenido en azúcares y grasas no saludables.

Carbohidratos refinados

Se encuentra en el pan blanco, pasteles y bocadillos azucarados.

Grasas saturadas y trans

Presente en alimentos fritos y ciertos productos horneados.

Capítulo 9

RECONOCER LOS SÍNTOMAS GRAVES DE LA CIÁTICA

La ciática es un dolor que se irradia a lo largo del nervio ciático y se extiende desde la zona lumbar hasta las caderas y los glúteos y baja por cada pierna. Si bien muchos casos mejoran con tratamientos conservadores, los síntomas graves pueden indicar una afección más grave que requiere atención médica inmediata.

Dolor persistente e intenso
Dolor agudo, ardiente o similar a una descarga eléctrica que permanece constante y no mejora con el descanso ni con los tratamientos conservadores típicos.
El dolor se irradia desde la parte baja de la espalda, a través de los glúteos y hacia abajo por la pierna, a menudo más pronunciado en un lado.

Gravedad

Dolor que altera significativamente las actividades diarias, el sueño y la calidad de vida en general.

Dolor persistente que dura varias semanas o que empeora con el tiempo.

Debilidad pronunciada en las piernas

Reducción notable de la fuerza en las piernas, lo que dificulta actividades básicas como caminar, estar de pie o subir escaleras.

Dificultad para levantar la parte delantera del pie, provocando que se arrastre al caminar.

Dificultad para controlar los movimientos de las piernas, lo que provoca inestabilidad y caídas frecuentes.

Entumecimiento y hormigueo persistentes

Sensaciones continuas de entumecimiento, hormigueo o "alfileres y agujas" en la pierna o el pie afectado.

Generalmente sigue el recorrido del nervio ciático, incluyendo la parte posterior de la pierna y la planta del pie.

Entumecimiento persistente que no
desaparece con los cambios de posición o
movimiento.
Reducción significativa de la capacidad de
sentir el tacto, la temperatura o el dolor en
las zonas afectadas.

Disfunción intestinal o de vejiga
Problemas con el control de la vejiga o los
intestinos, como dificultad para iniciar o
detener la micción, pérdida del control
intestinal o sensación de vaciado
incompleto.
Incapacidad para controlar los movimientos
de la vejiga o los intestinos.
Entumecimiento u hormigueo en las zonas
que entrarían en contacto con el sillín,
incluidos la parte interna de los muslos, la
parte posterior de las piernas y alrededor del
recto.

**Falta de respuesta al tratamiento
conservador**
Síntomas que no mejoran con tratamientos
conservadores estándar como reposo,

fisioterapia, medicamentos y cambios en el estilo de vida.

Falta de reducción del dolor u otros síntomas después de varias semanas de tratamiento conservador.

Síntomas que empeoran progresivamente a pesar de seguir los consejos médicos y los planes de tratamiento.

Cuándo buscar ayuda médica

La evaluación médica inmediata es esencial si experimenta alguno de los siguientes síntomas:

Dolor severo y persistente

Especialmente cuando se acompaña de debilidad significativa en las piernas, entumecimiento u hormigueo.

Disfunción intestinal o de vejiga

Cualquier cambio en el control de los intestinos o la vejiga.

Síntomas del síndrome de la cola de caballo

Esta es una emergencia médica que requiere intervención urgente para evitar daños permanentes.

TIPOS DE PROFESIONALES MÉDICOS A CONSULTAR

A la hora de tratar la ciática, una enfermedad multifacética que suele requerir un enfoque integral, consultar a varios profesionales médicos puede ser crucial para lograr un tratamiento y un alivio eficaces. Cada especialista ofrece una experiencia única que contribuye a un plan de atención integral.

Médico de atención primaria (PCP)
Su médico de atención primaria suele ser su primer punto de contacto. Puede realizar una evaluación inicial de sus síntomas y proporcionar un diagnóstico preliminar y un plan de tratamiento.

Gestión y Coordinación
Recetan medicamentos, recomiendan cambios en el estilo de vida y coordinan la atención con especialistas según sea necesario.

Gestión de la salud holística

Abordan la salud general y cualquier condición subyacente que pueda afectar la ciática.

CUANDO CONSULTAR

Para una evaluación inicial de los síntomas de la ciática.

Para obtener referencias a atención especializada en caso necesario.

Para el manejo continuo de la salud general y condiciones relacionadas.

CIRUJANO ORTOPÉDICO

Los cirujanos ortopédicos se centran en los trastornos musculoesqueléticos, incluidos los problemas relacionados con la columna que pueden causar ciática.

Intervenciones quirúrgicas

Se evalúa la necesidad de tratamiento quirúrgico si los métodos conservadores resultan insuficientes.

Atención experta

Proporciona experiencia en el manejo de problemas estructurales de la columna que podrían contribuir a la ciática.

CUANDO CONSULTAR

Cuando los tratamientos no quirúrgicos son ineficaces y se considera la cirugía.

Para la evaluación de casos severos o complejos que involucran problemas estructurales de la columna.

Discutir las posibles opciones quirúrgicas y sus implicaciones.

NEURÓLOGO

Los neurólogos se especializan en trastornos del sistema nervioso y pueden realizar pruebas diagnósticas avanzadas, como estudios de conducción nerviosa o electromiografía (EMG).

Tratamiento avanzado

Ofrecen tratamiento para los síntomas relacionados con los nervios, incluidos dolor, debilidad y cambios sensoriales.

Casos complejos

Proporciona tratamiento para los síntomas neurológicos complejos asociados con la ciática.

CUANDO CONSULTAR
Cuando los síntomas incluyen déficits neurológicos importantes como debilidad o anomalías sensoriales.

Para casos complejos donde la función nerviosa necesita una evaluación detallada.

Explorar opciones diagnósticas y terapéuticas avanzadas.

FISIOTERAPEUTA
Desarrolla e implementa programas de ejercicios y estiramientos personalizados diseñados para aliviar el dolor y mejorar la movilidad funcional.

Educa a los pacientes sobre la mecánica corporal, la postura y las técnicas para prevenir la recurrencia.

Utiliza técnicas manuales como masajes y movilización articular para abordar desequilibrios musculares y reducir el dolor.

CUANDO CONSULTAR
Para la rehabilitación física continua y el tratamiento basado en ejercicios.

Aprender estrategias para actividades diarias
que apoyen la salud de la columna y
prevengan problemas futuros.
Para terapia práctica para abordar la tensión
muscular y los deterioros funcionales.

QUIROPRÁCTICO

Los quiroprácticos realizan ajustes espinales
destinados a corregir desalineaciones y
mejorar la función espinal.
Proporciona atención complementaria
centrada en la salud de la columna vertebral,
a menudo junto con otros tratamientos.
Enfatiza un enfoque holístico para el manejo
de la ciática a través de la alineación de la
columna y la salud musculoesquelética.

CUANDO CONSULTAR

Cuando busca un enfoque alternativo o
complementario para tratar la ciática.
Explorar los ajustes de la columna y otras
técnicas quiroprácticas.
Para un cuidado continuo que favorezca la
alineación de la columna y la salud
musculoesquelética general.

OPCIONES DE TRATAMIENTO
Fisioterapia, atención quiropráctica y cirugía

La ciática se puede controlar eficazmente a través de varias opciones de tratamiento, dependiendo de la gravedad y las causas subyacentes de la afección.

FISIOTERAPIA

La fisioterapia es un método de tratamiento conservador cuyo objetivo es aliviar el dolor, mejorar la función y prevenir futuros episodios de ciática. Se centra en ejercicios, terapia manual y educación del paciente.

Terapia de ejercicios

Estiramientos suaves, como estiramientos de los isquiotibiales y de la espalda baja, para aliviar la tensión.
Ejercicios de fortalecimiento del core como planchas y puentes para apoyar la alineación de la columna.

Actividades de bajo impacto como caminar
o nadar para mejorar el estado físico general
y reducir el dolor.

Terapia manual
Masaje
Para aliviar la tensión muscular y mejorar la
circulación.
Para mejorar el rango de movimiento en la
columna y la pelvis.

Educación del paciente
Técnicas adecuadas de levantamiento de
pesas
Demostraciones y prácticas de métodos de
elevación seguros.
Entrenamiento postural
Orientación para mantener una postura
correcta durante las actividades diarias.

Cuándo considerar la fisioterapia
Para un tratamiento no invasivo centrado en
el alivio del dolor y la mejora funcional.

Cuando los síntomas de la ciática son manejables sin intervención quirúrgica inmediata.
Para abordar desequilibrios musculares y prevenir episodios futuros.

Atención quiropráctica
La atención quiropráctica se centra en el diagnóstico y el tratamiento de trastornos musculoesqueléticos, en particular los relacionados con la alineación de la columna vertebral. Los quiroprácticos utilizan ajustes de la columna vertebral y otras técnicas para mejorar la función de la columna vertebral y aliviar los síntomas de la ciática.

Ajustes de la columna vertebral
Ajustes manuales
Se realiza utilizando las manos o instrumentos especializados para restaurar la alineación y el movimiento adecuados.

Terapias complementarias
Terapia de tejidos blandos

Masaje o estiramiento para abordar la
tensión muscular y mejorar la movilidad.
Terapia de calor y frío
Se aplica para reducir la inflamación y
aliviar el dolor.

Educación del paciente
Técnicas para mantener una postura
adecuada durante las actividades diarias.
Programas de ejercicios personalizados para
apoyar la salud de la columna vertebral.

**Cuándo considerar la atención
quiropráctica**
Para el tratamiento no quirúrgico de
desalineaciones espinales y dolor asociado.
Cuando los tratamientos conservadores han
sido ineficaces y se desea centrarse en la
salud de la columna.
Para complementar otros tratamientos,
incluida la fisioterapia y la medicación.

CIRUGÍA

Discectomía

Se realiza a través de una pequeña incisión
en la espalda o el cuello, dependiendo de la
localización de la hernia discal.
Generalmente implica una breve estadía en
el hospital y un retorno gradual a las
actividades normales.

Laminectomía

Implica retirar la lámina para crear más
espacio para el nervio y reducir la
compresión.
Puede requerir una estadía en el hospital y
un período de rehabilitación para recuperar
fuerza y movilidad.

Fusión espinal

Implica injertar hueso o utilizar implantes
para unir las vértebras.
Generalmente implica un período de
recuperación más largo con fisioterapia para
restaurar la función.

Cuándo considerar la cirugía

Cuando los tratamientos conservadores, incluida la fisioterapia y la medicación, no han logrado proporcionar alivio.
Para síntomas graves que afectan significativamente la función diaria, como dolor persistente, debilidad o pérdida de movilidad.
Para abordar problemas estructurales identificables, como hernias discales grandes o estenosis espinal.

CONCLUSIÓN

MANTENERSE MOTIVADO EN SU VIAJE CONTRA LA CIÁTICA

Al finalizar esta guía, recuerde que controlar la ciática no es solo una batalla contra el dolor, sino un viaje hacia la recuperación de su vitalidad y bienestar. El camino puede tener sus obstáculos, pero cada paso que dé lo acercará a una vida libre de molestias y limitaciones.

Tu actitud es la fuerza impulsora de este viaje. Adopta una actitud positiva y considera cada desafío como una oportunidad para hacerte más fuerte. Celebra cada pequeña victoria y utiliza los contratiempos como peldaños hacia tu objetivo final. Tu resiliencia y optimismo impulsarán tu progreso y transformarán tu experiencia.

Establezca metas claras y alcanzables que lo
inspiren y lo motiven. Ya sea incorporar un
nuevo ejercicio, reducir los niveles de dolor
o mejorar su función general, establezca
objetivos a corto y largo plazo. Cada logro,
sin importar lo pequeño que sea, es un
testimonio de su dedicación y un poderoso
motivador para seguir avanzando.

Rodéate de personas que te animen y te
motiven. Comparte tus objetivos y progreso
con familiares, amigos y profesionales de la
salud. Su apoyo puede brindarte la
motivación y la responsabilidad que
necesitas, haciendo que tu camino no solo
sea más fácil, sino también más gratificante.

La constancia es fundamental para superar la
ciática. Manténgase comprometido con su
plan de tratamiento, ya sea fisioterapia,
ejercicio o cambios en el estilo de vida. Si lo
sigue y se adapta según sea necesario,
sentará las bases para un alivio duradero y
una mejor salud.

Adopte el autocuidado como parte fundamental de su camino. Dedique tiempo a actividades que nutran su cuerpo, mente y espíritu. Desde prácticas de atención plena hasta una nutrición adecuada, cuidarse a sí mismo mejora su resiliencia y favorece su recuperación.

El conocimiento es un aliado poderoso. Infórmese sobre la ciática y manténgase actualizado sobre las últimas opciones de tratamiento. Comprender su afección le permitirá tomar decisiones informadas y fortalecerá su compromiso con su proceso.

Mantenga la vista puesta en el objetivo final: una vida con mayor salud y libre de las limitaciones de la ciática. Cada esfuerzo que haga, cada desafío que supere, contribuirá a un futuro más brillante y vibrante. Su perseverancia y dedicación son las claves para abrirle las puertas a una vida llena de posibilidades y satisfacción.

www.ingramcontent.com/pod-product-compliance
Lightning Source LLC
Chambersburg PA
CBHW061801250726
48657CB00001B/233